PRAXISHANDBUCH ATHLETIKTRAINING –

Methoden, Techniken und Ausführungstipps in 600 Bildern

Martin Zawieja
Christian Thomas

PRAXISHANDBUCH ATHLETIKTRAINING – Methoden, Techniken und Ausführungstipps in 600 Bildern

Martin Zawieja
Christian Thomas

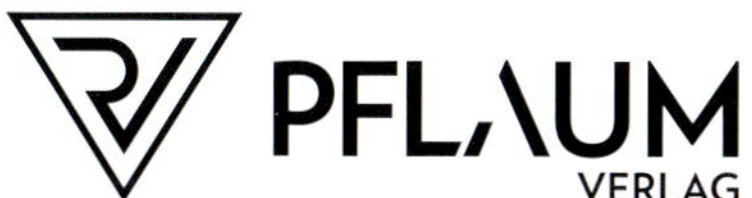

Autoren

Martin Zawieja
martinzawieja@web.de
www.langhantelathletik.de

Christian Thomas
christian.thomas85@web.de
www.langhantelathletik.de

Hinweis

Die medizinische Entwicklung schreitet permanent fort. Neue Erkenntnisse, was Medikation und Behandlung angeht, sind die Folge. Autor und Verlag haben alle Texte mit großer Sorgfalt erarbeitet, um alle Angaben dem Wissensstand zum Zeitpunkt der Veröffentlichung anzupassen. Dennoch ist der Leser aufgefordert, Dosierungen und Kontraindikationen aller verwendeten Präparate und medizinischen Behandlungsverfahren anhand etwaiger Beipackzettel und Bedienungsanleitungen eigenverantwortlich zu prüfen, um eventuelle Abweichungen festzustellen.

ISBN

ISBN 978-3-7905-1058-4

Urheber- und Nutzungsrechte

Druck

Sommer media GmbH & Co. KG, Feuchtwangen

Bibliografische Information

Die Deutsche Nationalbibliothek verzeichnet diese Publikation in der Deutschen Nationalbibliografie; detaillierte bibliografische Daten sind im Internet über http://dnb.d-nb.de abrufbar.

INHALT

Mobilitäts- und Stabilisationsübungen für Schlüsselpositionen

Ab Seite 76

2

Trainingsplanung für den Kraftbereich

Ab Seite 86

3

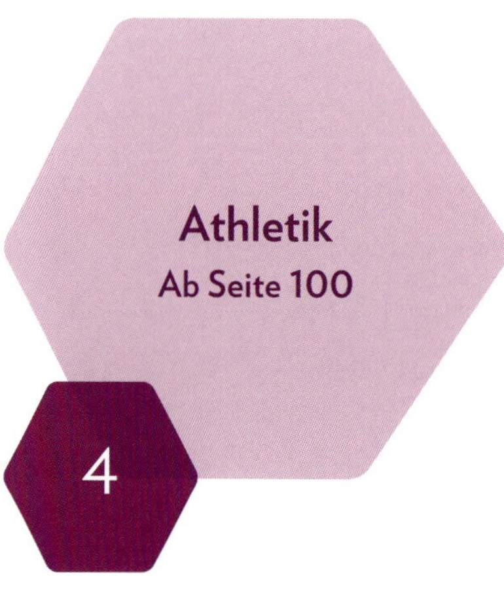

Athletik
Ab Seite 100
4

5 Trainingsempfehlungen – gesamte Planung

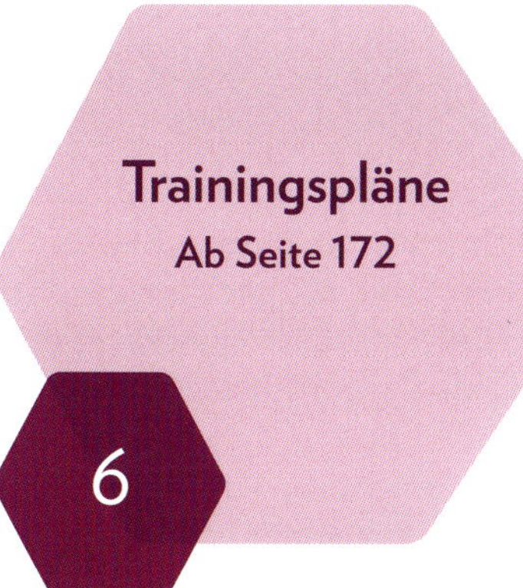
Trainingspläne
Ab Seite 172
6

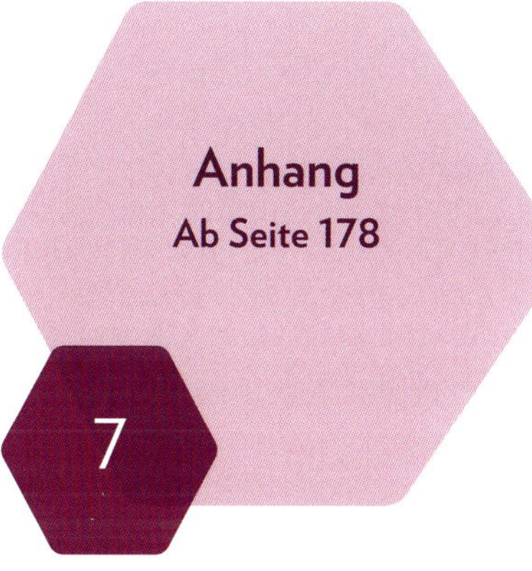
Anhang
Ab Seite 178
7

VORWORT DER AUTOREN

Vor fünf Jahren haben wir (Christian Thomas und Martin Zawieja) uns auf den Weg gemacht, **das Langhanteltraining, das Training mit freien Gewichten und die zentralen Übungen mit dem Körpergewicht** auf einem hohen Niveau optimal in **alle Sportarten, in das Crosstraining und in den ambitionierten Fitnesssport** zu integrieren. Als ehemalige erfolgreiche Gewichtheber (Olympia-Medaillengewinner und Nationalmannschaftsheber) und Bundestrainer arbeiten wir unter anderem als Lehrwarte Gewichtheben in den Landesverbänden Rheinland-Pfalz und Baden-Württemberg und kooperieren mit über 20 Sportarten im Bereich des Athletiktrainings. Wir haben nicht nur das Langhanteltraining in den Sportarten „salonfähig" gemacht, sondern auch alle anderen wichtigen Basiskraftübungen zu einem festen Bestandteil des Athletiktrainings aufgebaut. Neben der Einzel- und Mannschaftsbetreuung im Profibereich sind wir für die Trainerausbildungen im Bereich Kraft/Athletik in den verschiedenen Sportfachverbänden (Handball, Tischtennis, Fußball, Radsport, Turnen, Hockey, Golf, Fußball und Ringen) verantwortlich. Im Ergebnis konnten deutliche Leistungszuwächse in den athletischen Grundfähigkeiten und in der Verletzungsprävention nachgewiesen werden. Aus diesen positiven Erfahrungen heraus wurde speziell ein Langhanteltrainer in Deutschland, in der Schweiz und in Österreich in staatlichen Institutionen (Trainerakademie, Bundesamt für Sport, oder Bundessportakademie) etabliert. Eine weitere Initiative stellen die Langhantelathletik-Schulen dar. An mittlerweile mehr als 20 Standorten in Deutschland werden in den CrossFit Boxen Tagesseminare zur Verbesserung der Basis Trainingsübungen angeboten.

Genau hier setzt unser neues Buch an. Viele Veröffentlichungen und Autoren versprechen wahre Wunder im Umgang mit den gezeigten Trainingsübungen und der angewendeten Trainingsplanung. Wir präsentieren in unseren Ausführungen praxisnahe und erprobte Übungsbeschreibungen. Das alleine reicht aber für ein qualitativ hochwertiges Training nicht aus. Was passiert, wenn die Übungen überhaupt nicht funktionieren oder fehlerhaft durchgeführt werden? Was sind echte Praxistipps und wie verändert sich meine Bewegung nachhaltig und erfolgreich? Des Weiteren sind dabei Trainingsempfehlungen und -pläne hilfreich, die bereits auf verschiedenen Leistungsebenen trainiert worden sind. Dieser „Herkulesaufgabe" stellt sich unser Buch in einer unnachahmlichen Weise und zeigt auf, dass hinter jeder Aussage Trainingserfahrungen von mehreren Jahren stecken.

Wir wünschen viel Freude beim Lesen und noch wichtiger maximalen Erfolg im Training, verletzungsfrei und mit dem nötigen Spaß im Trainingsraum.

Christian Thomas und Martin Zawieja

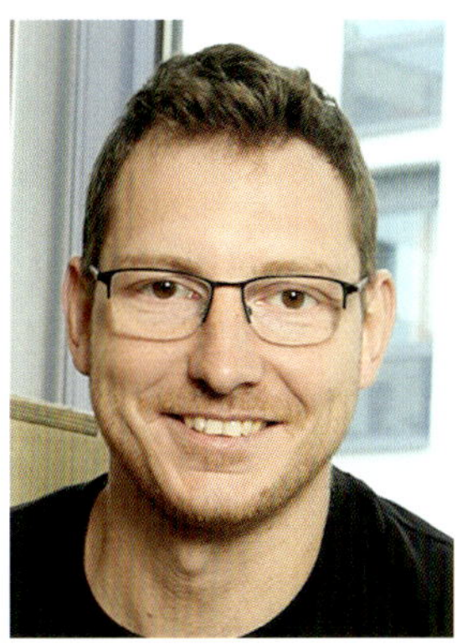

Christian Thomas

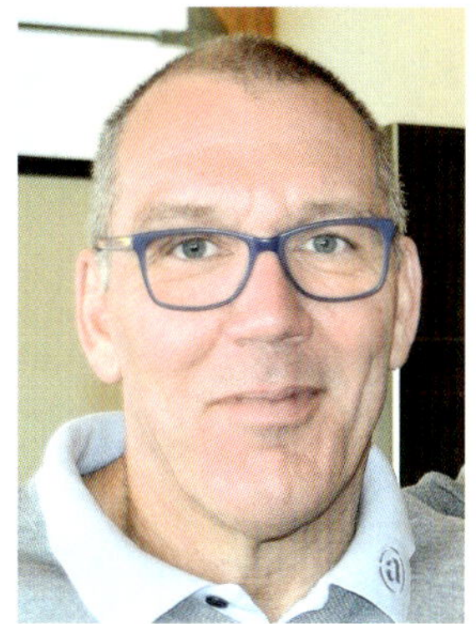

Martin Zawieja

Für die Beiträge der nachfolgend genannten Personen zu unserem Buch bedanken wir uns sehr herzlich:

Johannes Karg

- Lehrer an der Schillerschule Frankfurt (Sprachen: Deutsch, Englisch)
- Trainer Frankfurter Rudergesellschaft „Germania“ 1869 e. V.

Gregor Schregle

- Gründer Gregor Schregle Performance GmbH
- Box Owner CrossFit Rhein-Neckar Head Coach
- M.A. Sportwissenschaft

VORWORT FARIS AL-SULTAN – IRONMAN WORLD CHAMPION

Krafttraining gehört heute in jedem Sport irgendwie zum Training dazu und es gibt kaum einen Deutschen, der noch nicht im Fitnessstudio war. Was man dort beobachten darf, ist leider oft schon beim Zusehen schmerzhaft, auch in Studios, die eine Trainermannschaft auf der Trainingsfläche haben.

Es gibt viele Ansätze und Theorien, wie ein reines oder ein sportartbegleitendes Krafttraining aussehen kann. Bedürfnisse reichen von Kraft- über Muskelaufbau, Funktionserhalt oder Funktionsverbesserung bis Fettabbau. Die Wirkung von Krafttraining im Ausdauersport ist noch wenig erforscht und ein generell schwer zu untersuchendes Feld. Ganz zu schweigen vom Triathlon-Sport mit seinen komplexen Wechselwirkungen der einzelnen Disziplinen und des Krafttrainings.

Doch zwei Thesen sind unbestreitbar:

1. Eine verbesserte Athletik und ein höheres Kraftniveau schaden in keiner Sportart. Angefangen vom Dart- und Schachspiel, über Fußball und Leichtathletik bis hin zum Gewichtheben als klassischem Kraftsport.
2. Das Wichtigste ist eine korrekte Übungsausführung, ob für einen Gewichtheber oder einen Reha-Patienten.

Christian Thomas und Martin Zawieja gehen in ihrem neuen Buch auf individuelle unterschiedliche Fähigkeiten ein und zeigen, wie man sich an eine gute Technik heranarbeitet.

Faris Al-Sultan

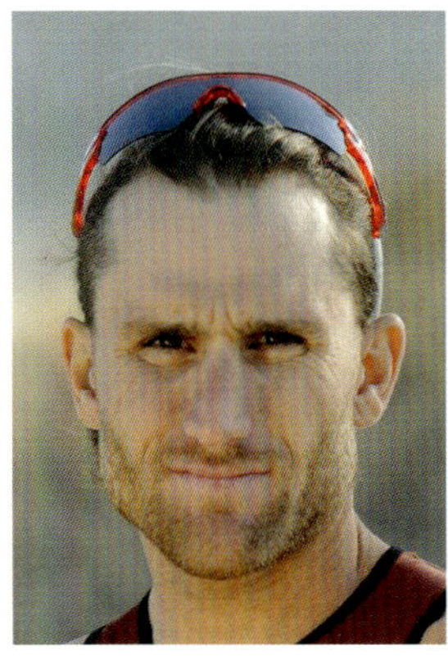

Faris Al-Sultan ist ein deutscher Triathlet aus München. Der 39-Jährige hat 2005 den Ironman auf Hawaii gewonnen. Die Liste seiner weiteren Erfolge ist lange, er hat in seinem Sport alles erreicht, was möglich ist. Seit seinem Karriereende gibt Faris Al-Sultan sein Wissen und seine Erfahrungen weiter und coacht Leistungsträger in der Athletik, unter anderem den deutschen Triathleten Patrick Lange. Patrick Lange profitiert enorm von seinem Coaching. Vor wenigen Wochen wurde er Ironman-Sieger auf Hawaii mit einem neuen Streckenrekord.

http://www.faris-al-sultan.de/

EINLEITUNG

Der Bereich des Athletik- und Fitnesstrainings hat in den letzten Jahren eine rasante Entwicklung genommen. Gerade das „freie" Training mit und ohne Gewichten bekommt nicht nur durch die CrossFit-Bewegung einen immer höher werdenden Stellenwert. Hat man noch vor zehn Jahren auf einen technischen und biomechanisch hochwertigen Gerätepark Wert gelegt, sind die Ansprüche ganz deutlich in Richtung „freies" Training ausgelegt. Was bedeutet in diesem Zusammenhang „freies" Training und drei dimensionale Ausrichtung? Einfach ausgedrückt nichts anderes, als die Grundbewegungsmuster aus dem täglichen Leben auf das Krafttraining zu übertragen. Als Grundbewegungsmuster sind Beugen und Strecken der unteren Extremitäten, Rotation und Seitneigung der Wirbelsäule, Heben und Senken, Drücken und Ziehen der oberen Extremitäten zu nennen. Diese aus der Evolution stammenden Grundbewegungen sollten mit Kräften, die aus allen Richtungen wirken und stabilisieren, gemeistert werden. Dieser entsprechende positive Nachweis freier sportlicher Bewegungen auf das Alltagsleben kann wissenschaftlich ausreichend belegt werden. Schaut man einmal näher in die Übungsauswahl des „freien" Trainings, so kann man beobachten, dass es sich um Übungskataloge aus dem Basistraining der Sportarten Turnen, Leichtathletik, Rudern und Gewichtheben handelt. Genau diese Basisübungen werden zu großen Teilen in der athletischen Entwicklung der Sportarten angewendet.

Viele Athletikbücher beschreiben einen Teil dieser Übungen, allerdings meist nicht sehr detailliert und mit wenigen Möglichkeiten einer sinnvollen methodischen und didaktischen Hinführung. Aufgrund mangelnder praktischer Erfahrung liegen die nötigen Hilfsmittel, Tipps und Empfehlungen zur Verbesserung leider nicht vor. In diesem Praxisbuch, das sich an alle Sportler und Trainer richtet, soll der Aufbau der effektivsten athletischen Übungen dargestellt werden. Dazu gehört zwingend eine sinnvolle Heranführung an die Zielbewegung. Hierzu ein Beispiel aus der Trainingspraxis:

Die Übung Klimmzüge ist eine wichtige Basisübung für den Oberkörper. Kaum ein normal Trainierender schafft diese Übungsform auf Anhieb. Trotzdem sollte diese Übung in keinem Katalog fehlen. Was ist zu tun? Man könnte zwei Entwicklungsstrategien auf den Weg bringen.

Strategie 1:

Man ändert die Kontraktionsformen von konzentrisch auf exzentrisch oder statisch. Das bedeutet, es werden nachgebende Klimmzüge ausschließlich bremsend oder als Klimmzughalte (Kinn über der Stange) angewendet. Hier startet man mit niedrigem Volumen und steigert die Wiederholungs- und Serienzahlen sukzessive. Nach einem Entwicklungszeitraum von ca. zwei Monaten sollten auch die klassischen Klimmzüge im Training eingesetzt werden können.

Strategie 2:

Man verringert das Körpergewicht mit Bändern oder einem vorhandenen Trainingsgerät bzw. man verändert die Körperlage von vertikal in horizontal (Turnbank auf dem Boden). Im Entwicklungszeitraum wird dann das Körpergewicht durch immer leichtere Bänder sukzessive erhöht oder die Körperlage von horizontal in 15° Grad-Sprüngen in die vertikale Richtung ausgelegt (Turnbank an der Sprossenwand).

Gerade die Entwicklungsbeispiele der verschiedenen Übungen stellen ein wichtiges Alleinstellungsmerkmal dieses Buches dar. Es darf als Basisausbildung betrachtet werden und enthält keine schnellkräftigen und explosiven Übungsvarianten. Eine aufbauende Veröffentlichung im Rahmen eines Advanced Übungskataloges erfolgt zu einem späteren Zeitpunkt.

Die Autoren beschäftigen sich bereits seit über 20 Jahren mit dem Athletik- und Krafttraining und müssen immer wieder feststellen, dass der Qualitätsanspruch in der Bewegungsausführung von Trainingsübungen in vielen Bereichen zu kurz kommt. Eine weitere Beobachtung zeigt die stellenweise „Hilflosigkeit" der Trainer und Sportler im Umgang mit Fehlererkennung und Fehlerbehebung. Es ist uns ein Anliegen, mit dem vorliegenden Buch auf einzigartige Weise diesen Weg aufzuzeigen, damit alle Trainer und Sportler ohne Verletzungen und mit viel Motivation diese Übungen durchführen können. Nur wer eine persönliche Leistungsentwicklung verspürt, hat Spaß am Training und wird langfristig die positiven Effekte dieser Trainingsformen erkennen.

Dieses Buch ist auf sämtliche Leistungsklassen ausgerichtet. Es ist sowohl für Trainer, als auch für Sportler geschrieben. Angesprochen sind Sportler mit einem individuellen gesteigerten Anspruch an das Training, die sich oftmals mit den Trainingsübungen alleine gelassen fühlen. Dieses Buch ersetzt sicherlich nicht den Trainer, ist jedoch dafür konzipiert, phasenweise ausschließlich mit diesem Trainingsbuch zu trainieren. Für Trainer soll es eine Handreichung sein, diese Übungen mit der nötigen Selbstsicherheit anwenden zu können. Dazu ein Beispiel aus der Lehre- und Ausbildung:

Die Trainingsübung Kniebeuge mit der Langhantel kann in der ersten Trainingsstunde in einer optimalen Bewegungsausführung nicht durchgeführt werden, da dies für den Sportler schlichtweg zu anspruchsvoll ist. Es bedarf daher einer Begleitstrategie, die möglicherweise individuelle Beweglichkeits- und Stabilitätsübungen umfasst.

Ein weiteres Merkmal für die Einzigartigkeit dieses Buches stellt die Fachkompetenz der Autoren dar. Christian Thomas und Martin Zawieja sind Trainer und Referenten an vielen Ausbildungsinstitutionen. Die Kombination aus Lehr- und Trainertätigkeit in den Sportfachverbänden erlaubt gute Kontakte in die einzelnen Sportarten. Dies spiegelt sich in den Übungen wider, die größtenteils aus dem Gewichtheben, dem Turnen, der Leichtathletik und dem Rudern stammen. Zur besseren Absicherung der Inhalte wurden Bundestrainer als fachliche Expertise mit einbezogen, damit die Empfehlungen auch den nötigen Wirkungsgrad erhalten.

Ein weiterer Schwerpunkt im vorliegenden Buch ist die Integration der Trainingsübungen in den Trainingsprozess. Die möglichen Anwendungen erstrecken sich vom klassischen Crosstraining über den ambitionierten Breitensportler bis zur Leistungsoptimierung bzw. Prävention in der eigenen Sportart. Gerade dieser Bereich kommt in vielen Büchern zu kurz. Das heißt, wann soll bzw. darf ich welche Übung ausführen und wann macht es keinen Sinn. Des Weiteren werden aus der Praxiserfahrung Schwierigkeitsgrade fixiert, die dem Leser helfen sollen, die für ihn wirkungsvollen Übungen zu finden. Dazu ein Beispiel aus der Langhantel-Athletikschule der Autoren:

Die Langhantel-Athletikschule hat zum Inhalt, am Vormittag die Basis-Übungen Kreuzheben, Kniebeugen oder Kraftdrücken auszubilden. Der Nachmittag ist den olympischen Hebetechniken mit einer schnellkräftigen und explosiven Anwendung vorbehalten. Betrachtet man das Teilnehmerfeld, so kann man erkennen, dass am Vormittag viele Breitensportler anwesend sind, wohingegen am Nachmittag die anspruchsvollen „Olympic Lifts" ausschließlich im Bereich des Crosstrainings und von Leistungssportlern genutzt werden.

Vielseitige Erfahrungen erlauben einerseits gezielte Trainingsempfehlungen, andererseits werden auch ganzheitliche Konzepte mit entsprechender Schwerpunktsetzung und Individualisierung des Leistungsniveaus angeboten. Die Empfehlungen müssen nicht zwingend als eigenständige Trainingseinheit gesehen werden, sie können auch nur partiell in das Training integriert werden.

Das im Buch besprochene freie Training erhebt keinen Anspruch auf Vollständigkeit. Wir haben lediglich versucht, einen effektiven und mit hoher Übertragleistung ausgestatteten Übungskatalog zu präsentieren. Der Fokus lag darauf, alle interessierten Athletik-Trainierenden anzusprechen, um einen individuellen Einstieg zu ermöglichen. Dabei ist die Zielstellung der Trainingsempfehlungen ein Mix aus verschiedenen Trainingsübungen, die methodisch aufeinander aufgebaut sind. Erfahrung aus 20 Jahren athletischer Trainingsplanung in den Sportarten spielt hier eine übergeordnete Rolle.

Alle Übungen sind nach dem Wenn-dann-Prinzip so aufgebaut, dass nach einem an das individuelle Leistungsniveau angepassten Einstieg die Bewegungsqualität im Vordergrund steht. Nach dieser Lernphase bzw. dem aktiven Heranführen mittels Hilfsübungen, wird die Qualität der Übungen getestet. Erst jetzt greifen Belastungsnormativen wie Umfang und Intensität. Ist die „neue" Übung variabel in Umfang und Intensität einzusetzen, bekommt die Trainingsform einen anderen Charakter. Diese Anwendung hat sich

von einer Lernübung zu einer Trainingsübung entwickelt

und kann jetzt in den Trainingsprozess integriert werden.

Des Weiteren werden im Internet falsche Darstellungen und Interpretationen propagiert, die den ambitionierten Sportler auf einen falschen Weg bringen können. Viele Trainierende nutzen das Internet als Informationsquelle für neue Trainingsreize bzw. für die Auswahl von Trainingsübungen. Leider werden hier Übungen präsentiert, die für den Beobachter eine fatale Überforderung darstellen. In der Regel werden im Internet Sportler präsentiert, die über eine lange Trainingserfahrung verfügen und im aktiven sowie passiven Bewegungsapparat gut aufgestellt sind. Ein Einsatz der Übung ohne Hinführung und Vorbildung, lediglich in Form von Anleitungen wie es dieses Buch versteht, könnte fatale Folgen nach sich ziehen. Wichtigster Punkt dabei ist, dass der passive Bewegungsapparat längere Anpassungszeiträume benötigt als der aktive. Auch wenn die Muskulatur die Übung bewältigt, heißt es noch lange nicht, dass ein positiver Reiz im Körper ankommt. Im Gegenteil, die Überlastung der kollagenen Strukturen, wie Bandscheiben oder Menisken, ist momentan nicht spürbar, kann aber langfristig gesehen, degenerative Schäden hervorrufen.

Dazu ein Beispiel aus der Praxis:

Ein Athletik- und Fitnesstrainer für Golfer präsentiert im Internet die Hantelkniebeuge mit der sogenannten „low bar"-Ablage. Gemeint ist eine sehr tiefe Ablage der Hantel auf der Höhe der Schulterblätter. Hier wird dem Betrachter suggeriert, dass diese Ablage für alle Sportler optimal ist. Hinterfragt man diese Darstellung biomechanisch, so wird deutlich, dass es sich um eine „Spezialform" der Kniebeuge hinten handelt. Der Informationsgeber hat den Background Powerlifting, hier werden sehr hohe Lasten (200-300 kg) im Wettkampfmodus der Kniebeuge abgefordert. Die tiefe Ablage der Hantel bringt die schwere Last also näher an den Drehpunkt (Hüfte), was die Hantel gefühlt leichter werden lässt. Aber BITTE doch nicht wie im Internet dargestellt, bei 50 kg in der Kniebeuge für einen Golfer.

Der nachfolgende Übungskatalog strukturiert sich wie folgt. Neben dem Stellenwert und der Einordnung in den Trainingsprozess wird eine kurze Übungsdarstellung mit den wichtigsten praxisrelevanten Merkmalen präsentiert. Dazu gehören:

- Übungserklärung
- Falsche Bewegungsvorstellung und falsche Interpretation
- Tipps für die Praxis
- Lehrtafeln
- Methodische Hinführung und weitere Reizentwicklungen
- Übungsentwicklung von leichter zu schwerer Ausführung
- Hauptfehler und Korrektur

Nicht alle Merkmale sind für alle Übungen relevant. Das bedeutet, gerade die Bereiche falsche Interpretation und Bewegungsvorstellung sind unterschiedlich ausgeprägt.

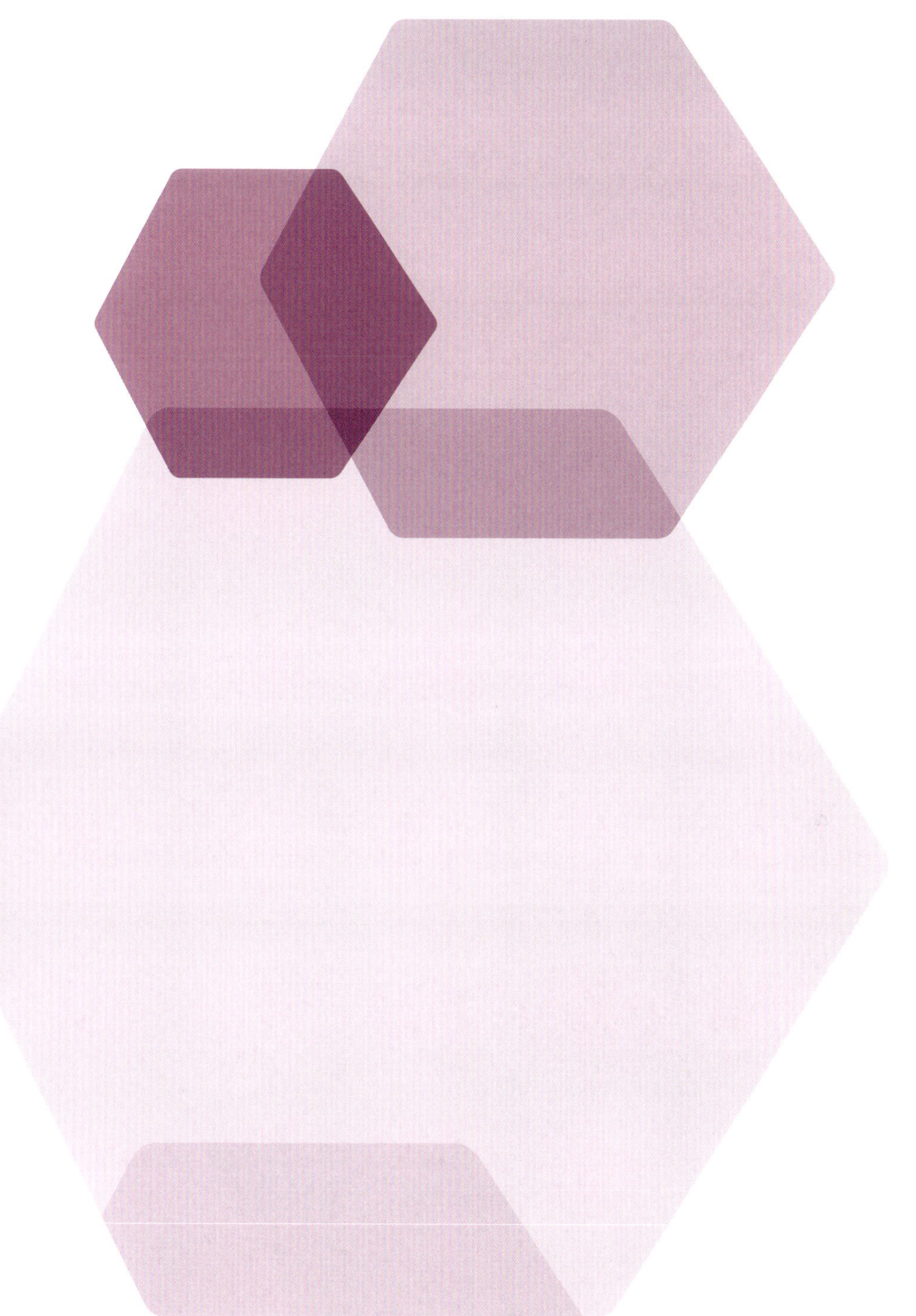

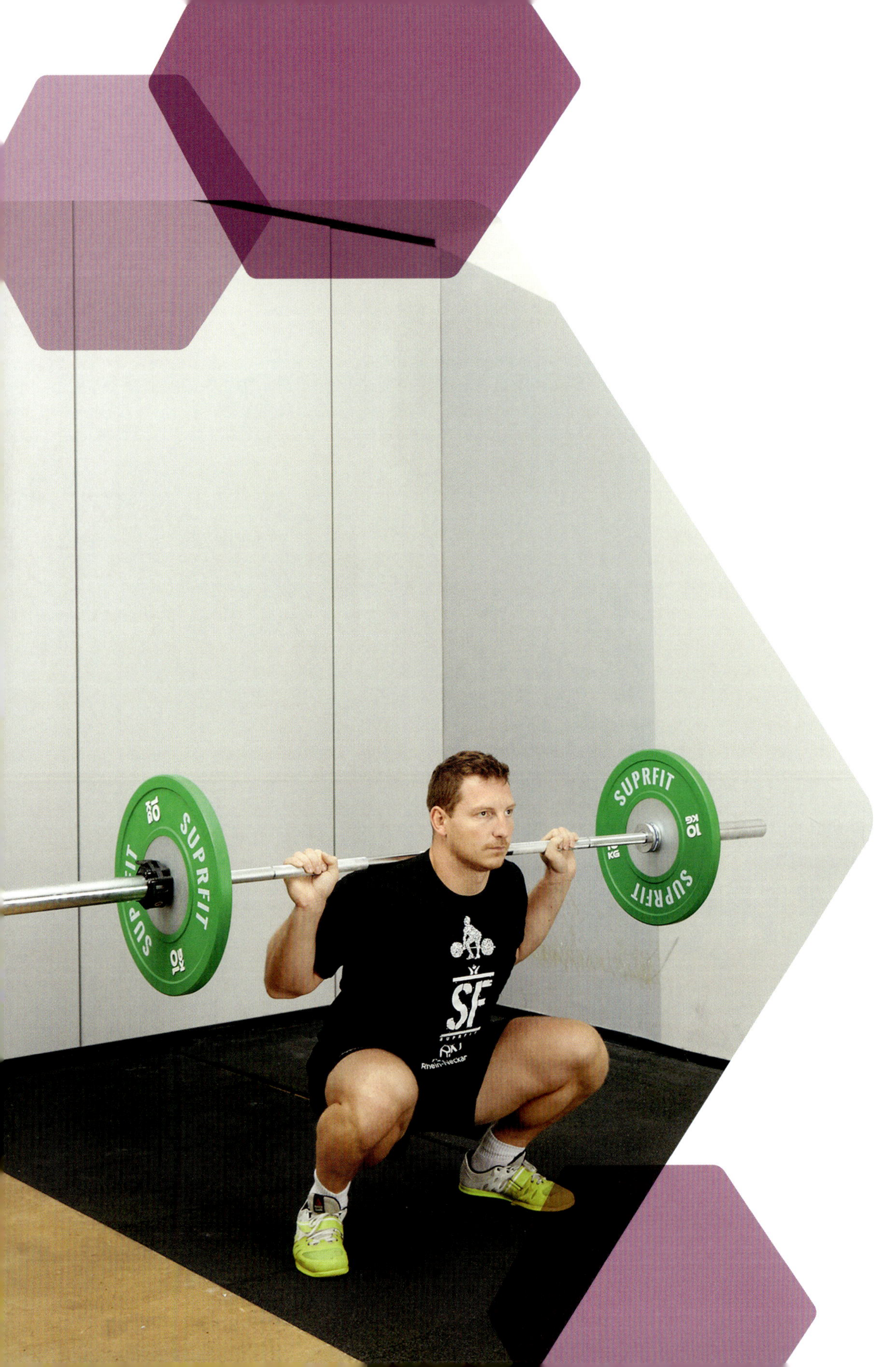
SUPRFIT
SUPRFIT
SUPRFIT
SUPRFIT
SF
Rhein-Neckar

Langhantel

1

1.1 KNIEBEUGE HINTEN (BACK SQUAT)

1.1.1 Stellenwert und Einordnung

Die Kniebeuge hinten ist traditionell als die wichtigste Trainingsübung zur Entwicklung der Beinkraft anzusehen. Große Initiativen im Hinblick auf Ersatzübungen, wie Beinpresse oder Beinstreckmaschine, konnten nie den wichtigen Einsatz der Kniebeuge verhindern. In Fachkreisen ist bekannt, dass eine technisch korrekt ausgeführte Tiefkniebeuge den höchsten Standard in der Kraftentwicklung an die Beinstreckschlinge und Gesäßmuskulatur darstellt. Das unterstreicht die These, dass ein Athlet mit guten Resultaten in der Kniebeuge ebenfalls gute Werte in der Beinpresse und im Beinstrecker produziert. Allerdings sind im umgekehrten Verhältnis keine guten Ergebnisse in der Kniebeuge zu erwarten. Im Hochleistungssport, insbesondere in den Sportarten mit einer ausgeprägten Maximalkraft, in denen der Ausführungsgrad der Kniebeuge einen leistungslimitierenden Faktor darstellt, bekommt eine korrekte Durchführung der Bewegung eine noch größere Bedeutung. Eine hohe Übertragung auf Sprung- und Sprintleistung ist unbestritten [9]. Allerdings ist ein größerer Zusammenhang in der vertikalen Ausrichtung bekannt. In der horizontalen Ebene (Sprintfähigkeit) sind die Entwicklungen ca. 30 % niedriger [15]. Die Trainingsübung *Kniebeuge hinten* dient der Maximalkraftentwicklung in der Bein- und Gesäßmuskulatur. Durch eine biomechanisch sehr günstige Lage der Hantel im Körperschwerpunkt (Nacken), können sehr hohe Lasten zur Entwicklung der Maximalkraft produziert werden. Leider werden durch eine Kompensationsbewegung (Ausweichbewegung) auch verstärkt anteilig Muskelgruppen (Gesäß- und untere Rückenmuskulatur) eingesetzt, die eine *Kniebeuge hinten* schnell zu einer Rumpfbeuge werden lassen.

1.1.2 Übungsbeschreibung

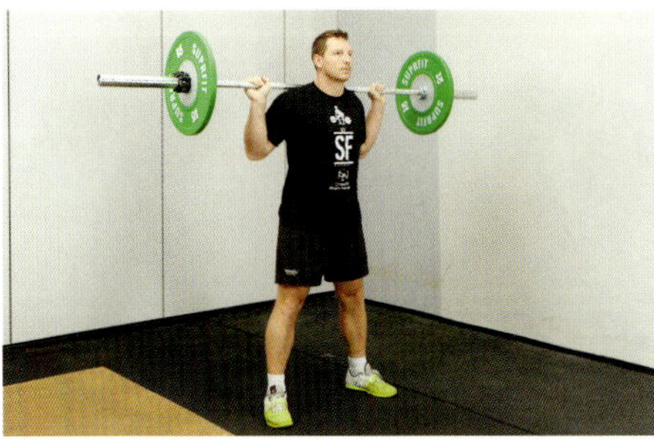

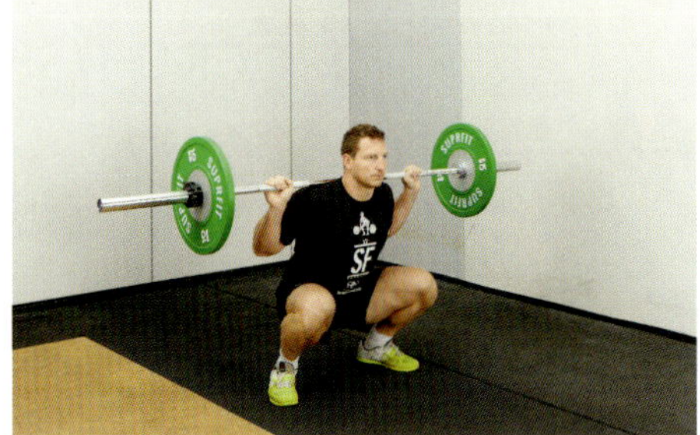

Die Hantel befindet sich im Nacken (auf dem Trapez) des Sportlers. Mit Rückenspannung und aufrechtem Oberkörper bewegt sich der Athlet senkrecht, auf dem ganzen

Fuß, langsam und unter ständiger Körperspannung, in die tiefe Hocke. In der tiefen Hockposition wird die Hantellast muskulär und nicht im Gelenkanschlag abgebremst. Ohne Pause, den Blick geradeaus gerichtet, bewegt sich der Athlet dynamisch aus der Hocke in den gestreckten Stand [15].

1.1.3 Falscher Bewegungsablauf

Die klassische Ausführung der Kniebeuge ist eine Tiefkniebeuge hinten. Gemäß medizinischer Studien hat sich der Bewegungsablauf einer Kniebeuge in der Vergangenheit etwas verschoben. Lange Zeit wurde von Ärzten und Physiotherapeuten behauptet, dass sich Anpressdruck der Patellasehne erhöhen würden, je tiefer der Hocksitz ausgeführt wird. Aktuelle Studien zeigen das Gegenteil. Das stützt die These der Gewichtheber, dass in der Halbhocke der Anpressdruck am größten ist und es somit vermieden werden muss, in dieser Position abzubremsen und aufzustehen.

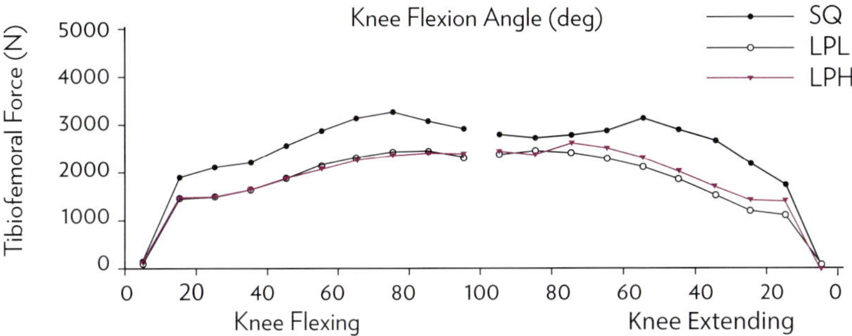

Abb. 1: Figure 4 – Mean and SD of tibiofemoral compressive forces during the wide stance squat, leg press with low foot placement (LPL), and leg press with high foot placement (LPH).

Tipp für die Praxis

Die Autoren definieren die tiefe Hockposition so, dass in der tiefsten Stellung das Hüftgelenk tiefer ist als das Kniegelenk. Würde man diese Position messbar machen, wären das 30 cm vom Boden (ein kleiner Kasten). Das gilt bis zu einer Körpergröße von 185 cm, darüber sollte der Abstand vom Boden 40 cm betragen. Diese Position sollte im Training bewusst eingesetzt werden.

Tipp für die Praxis

Im klassischen Sinne möchten wir auf die oft zitierte Lowbar-Ablage (Hantel liegt auf den Schulterblättern) verzichten, weil es sich hier um eine spezielle Technik aus dem Kraftdreikampf (Powerlifting) handelt, die einerseits eine zu starke Oberkörpervorlage provoziert und andererseits die Hantel nicht wirklich sichert. Im Wettkampf nutzt der Powerlifter diese Ablage ausschließlich dazu, die Hantel näher an das wichtigste Gelenk bei der Kniebeuge, der Hüfte, zu bringen, was die Hantel gefühlt leichter empfinden lässt.

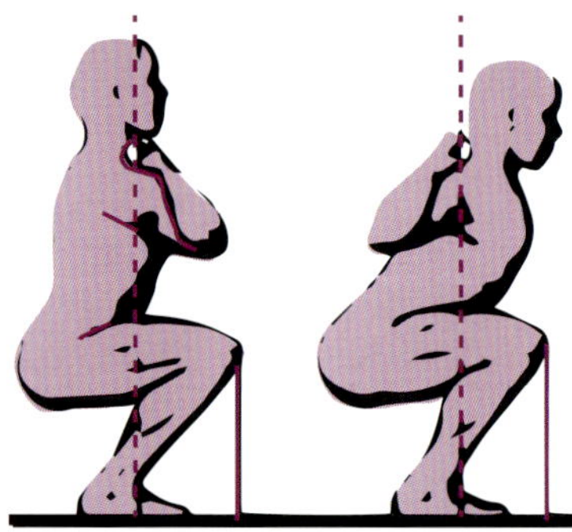

Abb. 2: Figure 2-31. Bar position ulitmately determines back angle, as seen in this comparison of the front squat, the high-bar squat, and the low-bar squat. Note that the bar remains balanced over the mid-foot in each case, and this requires that the back angle accommodate the bar position. This is the primary factor in the differences in technique between the three styles of squatting.

1.1.4 Tiefe Kniebeuge vs. halbe Kniebeuge

Tiefe Kniebeuge	Halbe Kniebeuge	Vorteil/Nachteil
Je tiefer die Kniebeuge (Wichtig! ohne Gelenkanschlag), desto länger der Muskelreiz		Vorteil tiefe Kniebeuge
Je ungünstiger die Winkelstellungen in Knie- und Hüftgelenk (es muss mehr konzentrische Kraft aufgewendet werden), desto niedriger die gewählte Last (weniger Überlastungserscheinungen)	Hat eine größere sportartspezifische Wirksamkeit im Bereich der Schnellkraftentwicklung (Kniebeuge nur so tief, wie ich sie in der Sportart benötige) und dadurch eine hohe Bewegungsgeschwindigkeit mit moderaten Intensitäten	Vorteil für beide Varianten
	Ein erfahrener Athlet muss in der Halbkniebeuge mit sehr hohen Lasten konfrontiert werden, damit eine optimale Reizsetzung realisiert werden kann (mindestens 50-80 kg mehr als in der Tiefkniebeuge), was eine erhebliche Belastung für die Rumpfstabilisatoren nach sich zieht	Nachteil halbe Kniebeuge
Der Anpressdruck an die Kniescheibe ist geringer als der der halben Kniebeuge [4]		Vorteil tiefe Kniebeuge

Tipp für die Praxis

Ein weiterer Aspekt ist der Irrglaube, das Kniegelenk darf in der Beugung nicht über die Fußspitze geführt werden. Das mag für Reha-Patienten mit Knieproblemen zutreffen, ist allerdings für den Sportbereich nicht gültig. Jeder Ballsportler erlebt in seiner natürlichen sportlichen Bewegung die Situation, dass die Knie über die Fußspitzen gehen müssen, ansonsten wäre eine normale Landung in einer tiefen Hockposition nach einem Sprung nicht möglich.

1.1.5 Anwendungsmöglichkeiten

Die Kniebeuge hinten mit der Langhantel ist derzeit aus den Krafttrainingsplänen der Sportarten nicht mehr wegzudenken. Alternativen, wie Beinpresse oder Einbeinkniebeuge, haben nie den gewünschten Erfolg aufweisen können [10]. Wie bereits oben beschrieben, werden durch eine progressiv entwickelte Kniebeuge hinten die größten Erfolge nachweislich bei der Übertragung auf die Sprint- und Sprungleistung erreicht. Falsch verstandene Rücksichtnahme durch fehlende Mobilität und Stabilität erzeugt oftmals einen schlechten Zustand der unteren Extremitäten. Aus diesem Grund kann man nicht früh genug mit dem Einsatz der Langhantel-Kniebeuge beginnen. Alter und Körperdisposition spielen dabei eine untergeordnete Rolle. Wichtig sind die Ausbildung der Kniebeuge und eine altersgerechte Belastungsgestaltung.

1.1.6 Lehrtafeln

1
Kopf gerade
Ganzkörper-spannung
Leichte V-Stellung
Schulterbreiter Stand
2
Langsam in die Hocke bewegen
3
Oberkörper ist aufrecht und unter Spannung
Hüftgelenk ist tiefer als Kniegelenk
Ganzer Fuß ist belastet
4

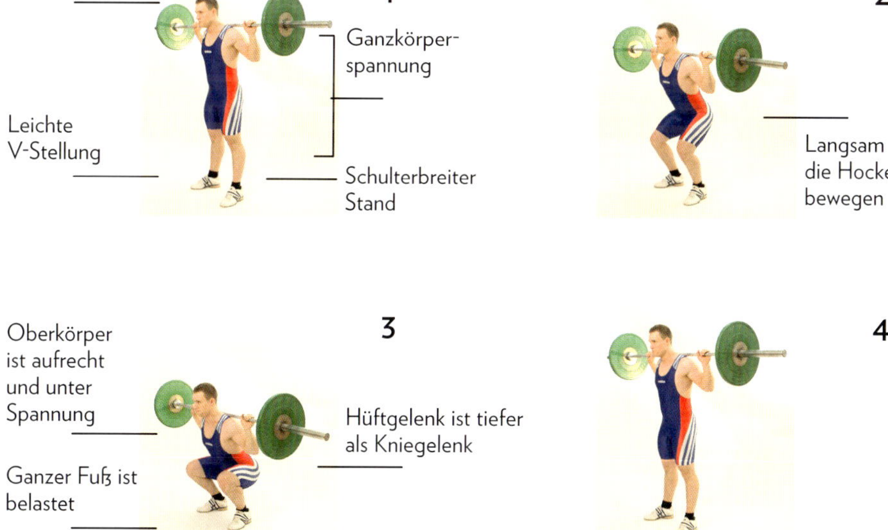

1.1.7 Methodische Hinführung

Air Squats
(Mobilität unter Extremität)

Kniebeuge mit dem Besenstiel
(Mobilität unter Extremität)

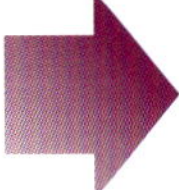

Kniebeuge mit der Hantel

Air Squat

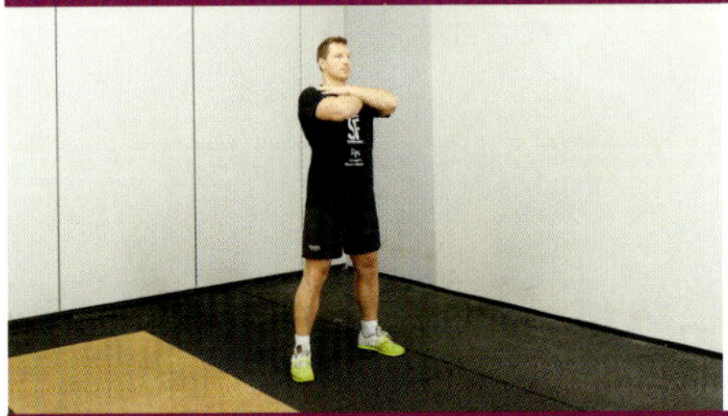

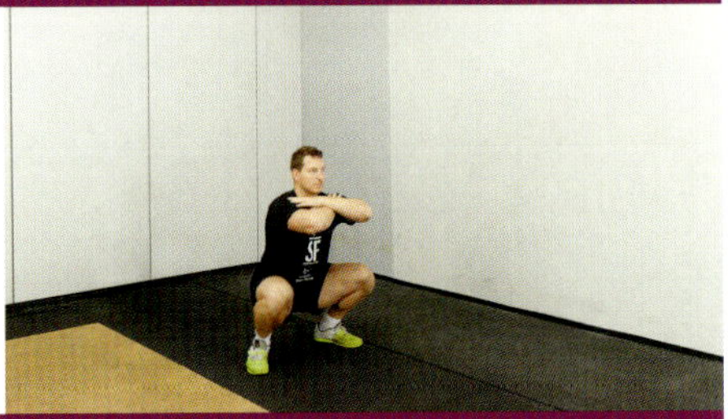

Kniebeuge mit Besenstiel

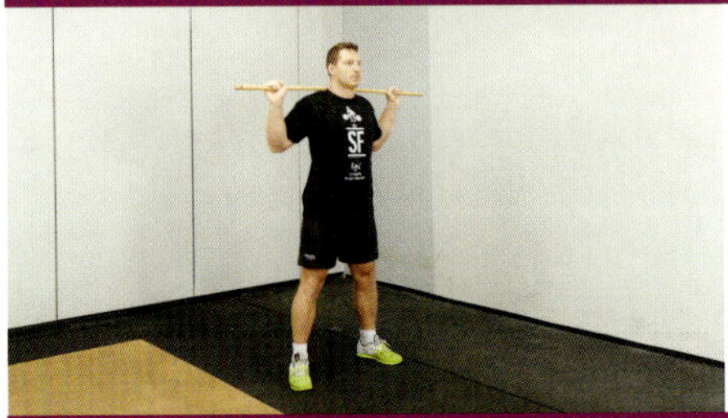

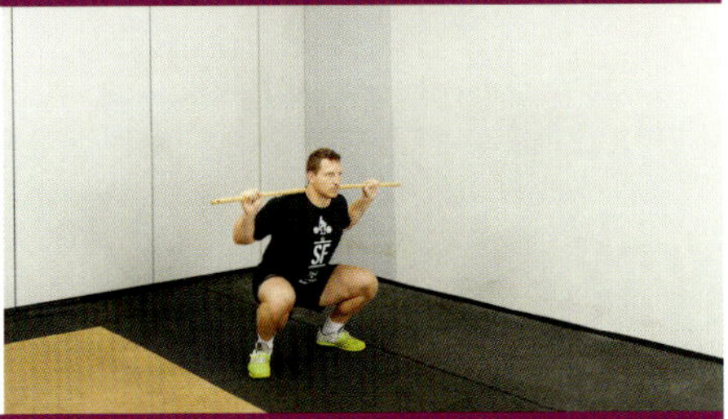

Kniebeuge mit Stange

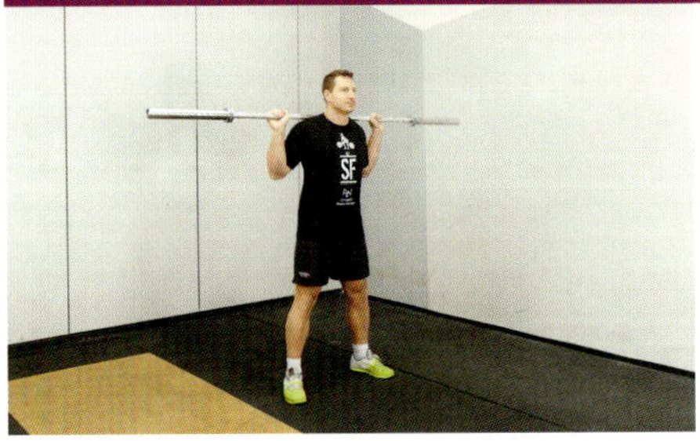

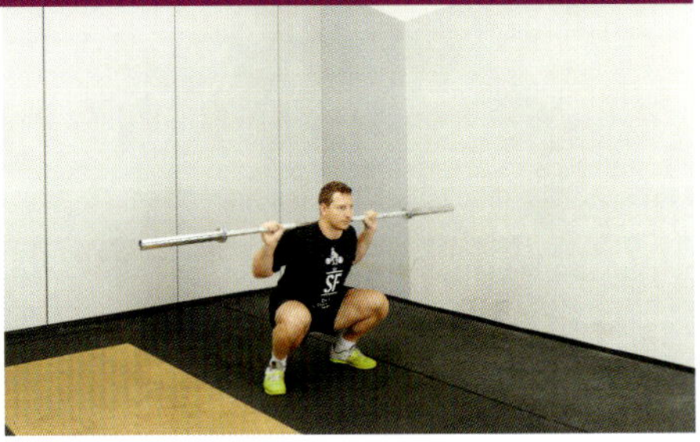

1.1.8 Hauptfehler und Korrektur

Exzentrisch Phase		
Startposition		
Fehler	**Korrektur**	**Hilfestellung**
Fußposition (zu eng/zu breit/keine V-Stellung	Schulterbreiter Stand mit leichter V-Stellung der Füße	Markierung am Boden
Senkweg		
Fehler	**Korrektur**	**Hilfestellung**
Bewegungsgeschwindigkeit beim Senken zu schnell, Bremsen im Gelenkanschlag	Bewusstes, langsames und muskuläres Bremsen (Beugen) der Beine	Rhythmusvorgabe Zählen: 21, 22
Fehlende Tiefe in der Hockposition	Hüftgelenk ist tiefer als Kniegelenk	Mobilisationsübungen; Kasten Kegel als Orientierung (ca. 30 cm vom Boden bis zum Gesäß)

Zehenstand in der Beugebewegung 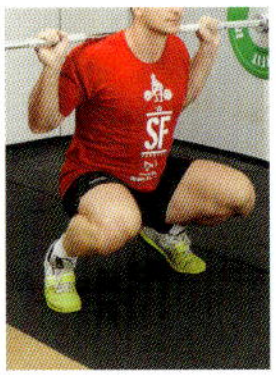	Ganzer Fuß wird belastet	Mobilisationsübungen; temporäre leichte Fersenerhöhung, Gummiband unter der Ferse spannen 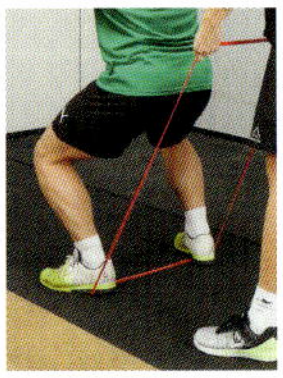
Zu starke Oberkörpervorlage 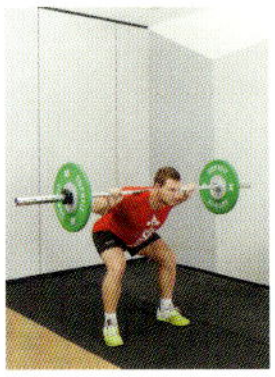	Oberkörper ist aufrecht	Mobilisationsübungen; Stab vor den Sportler stellen 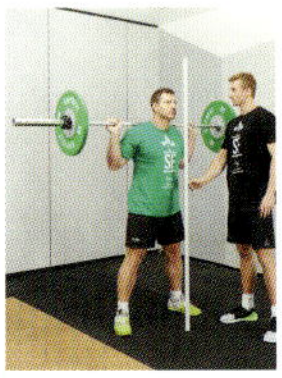 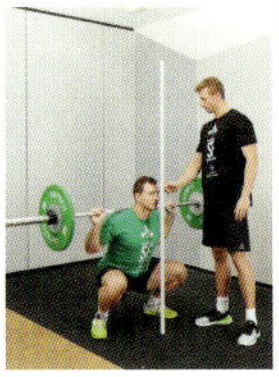
Knie fallen nach innen und sind nicht über den Zehenspitzen 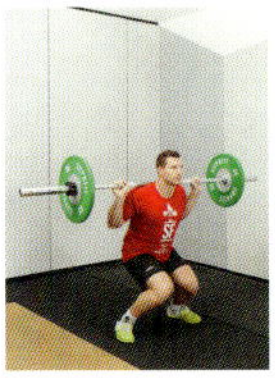	Stabile Beinachse und Knie über den Zehenspitzen	Seil um die Knie legen, Knie über die Zehenspitzen 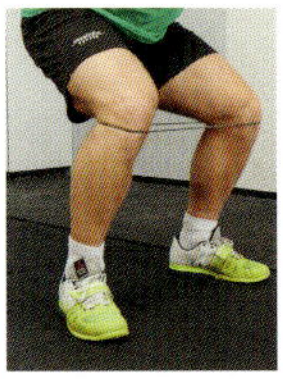
Konzentrische Phase		
Hubweg		
Fehler	**Korrektur**	**Hilfestellung**
Oberkörper fällt nach vorn 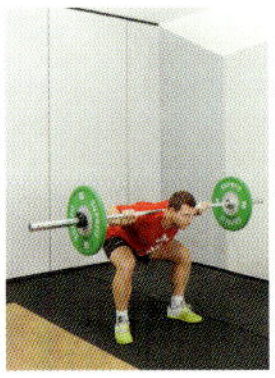	Oberkörper ist aufrecht, Hüfte nach vorn schieben	Stab vor den Sportler stellen 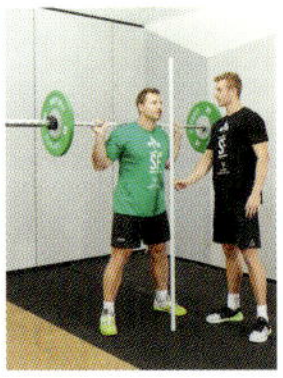 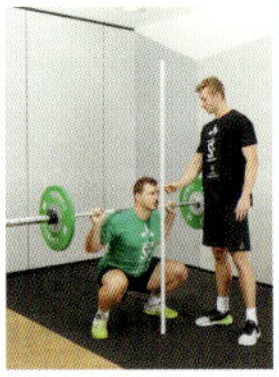

1.2 KNIEBEUGE VORNE (FRONT SQUAT)

1.2.1 Stellenwert und Einordnung

In vielen Sportarten wird die Kniebeuge vorn als bevorzugte Hauptübung zur Entwicklung der Beinkraft angewendet. Hintergrund ist die hohe Bewegungsqualität in der Ausführung dieser Übung. Wird die Kniebeuge vorn nicht mit einer technisch korrekten Bewegung ausgeführt, fällt die Hantel auf den Boden. Die Anwendung der Kniebeuge vorn setzt ein Minimum an Beweglichkeit im Hand- und Ellbogengelenk voraus, damit die Hantel gut auf der Schulter abgelegt werden kann. Ist diese Grundvoraussetzung gegeben, so kann diese Form der Kniebeuge aus Belastungsgründen nur empfohlen werden. Hier bestimmt unter anderem die Bewegungsausführung den Wirkungsgrad dieser Übung. Durch die sehr ungünstige Lage der Hantel auf dem Körper zieht es den Sportler unwillkürlich mit der Last nach vorn aus dem Körperschwerpunkt. Neben einer guten Beweglichkeit im Hüft- und Fußgelenk für den Hocksitz, sollte auch der Arm- Schulterbereich vorbereitet sein.

Des Weiteren wird hierbei die Statik der Rumpfstabilisatoren trainiert. Im Gegensatz zur Kniebeuge hinten ist die Kniebeuge vorn (reduzierte Intensitäten, ca. 30-40 kg) bei gleichem Wirkungsgrad einfacher. Sie ist insbesondere für Frauen und Jugendliche geeignet, da durch die geringeren Lastbereiche die Belastungen auf das Stütz- und Bindegewebe entsprechend geringer sind.

1.2.2 Übungsbeschreibung

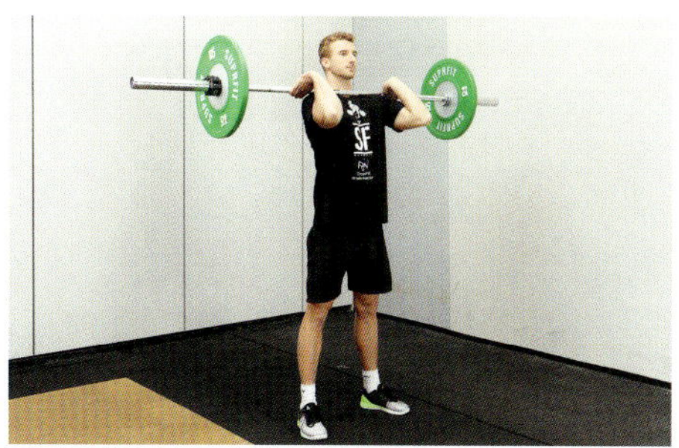

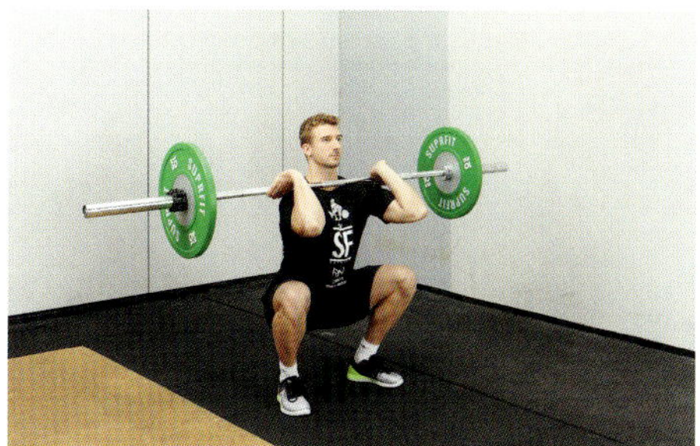

Die Hantel befindet sich auf den Schultern vorne des Sportlers. Rückenspannung, aufrechter Oberkörper, Ellbogen zeigen nach vorne. Der Athlet bewegt sich senkrecht, auf dem ganzen Fuß langsam und unter ständiger Körperspannung in die tiefe Hocke. In der tiefen Hockposition wird die Hantellast muskulär und nicht im

Gelenkanschlag abgebremst. Ohne Pause, den Blick geradeaus gerichtet, bewegt sich der Athlet dynamisch aus der Hocke in den gestreckten Stand.

1.2.3 Falscher Bewegungsablauf

Viele Anfänger können die Hantel nicht auf Anhieb auf den Schultern- und Schlüsselbeinen ablegen und halten das Gewicht in den Handgelenken. Ursache ist eine hohe Muskelspannung in den Schultern und Armen. Diese freie Bewegungsausführung ohne Ablegen der Hantel führt schnell zu Handgelenkproblemen und sollte daher unbedingt verhindert werden. Im Vorfeld muss das Programm „der Weg zur optimalen Schulter, Ellbogen und Handgelenk im engen Griff Position“ (s. Kapitel 5) mindestens über vier Wochen und vier Mal wöchentlich angewendet werden. In dieser Zeit muss die Kniebeuge vorne mit einem Alternativgriff trainiert werden.

Bilder alternative Griffposition Kniebeuge vorne.

Tipp für die Praxis

Damit genügend Rumpfspannung und eine optimale Oberkörperposition erreicht werden, muss am unteren Umkehrpunkt die Anweisung „aktiver Ellbogen nach oben“ gegeben werden. Das heißt, am tiefsten Punkt in der Hocke werden die Ellbogen aktiv nach oben geschoben.

1.2.4 Kniebeuge vorn vs. Kniebeuge hinten

Die unterschiedliche Positionierung der Hantelstange beansprucht anteilig verschiedene Muskelgruppen in den unteren Extremitäten. Das bedeutet, die Kniebeuge hinten bezieht neben der Vorderseite der Beinmuskulatur im Schwerpunkt die Gesäß- und untere Rückenmuskulatur mit ein. Die Hauptbeanspruchung bei der Kniebeuge vorn kommt aus der Vorderseite der Beinmuskulatur [8].

1.2.5 Lehrtafeln

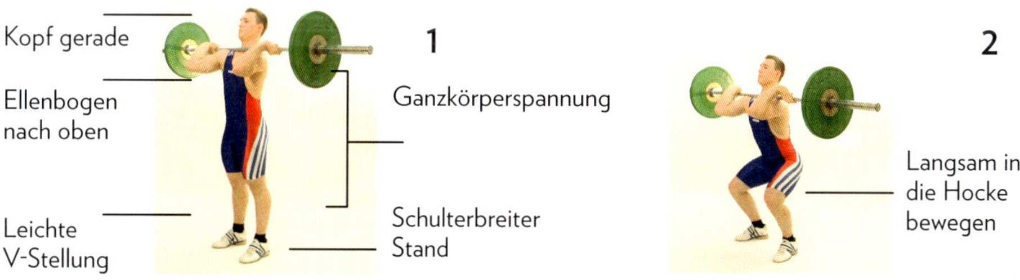

Ellenbogen sind oben
Oberkörper ist aufrecht und unter Spannung
3
Hüftgelenk ist tiefer als Kniegelenk
Ganzer Fuß ist belastet
4

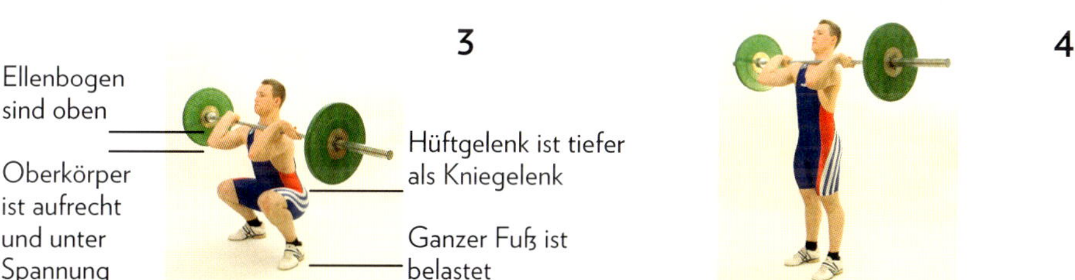

1.2.6 Methodische Hinführung

Air Squats
(Mobilität unter Extremität)

Kniebeuge mit der Kettlebell in Vorhalte
(Mobilität unter Extremität)

Kniebeuge mit der Hantel

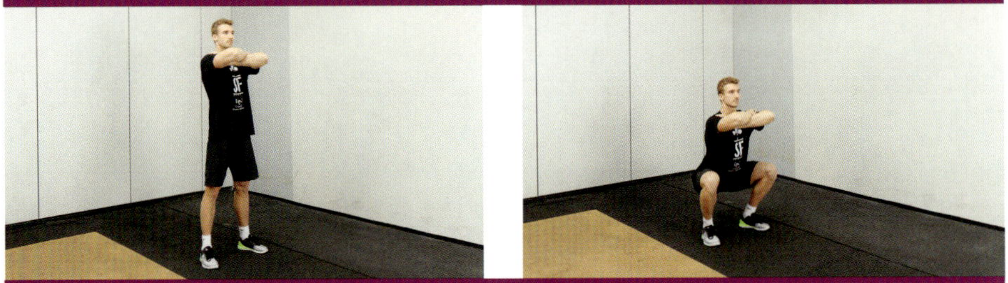

Kniebeuge mit Kettlebell

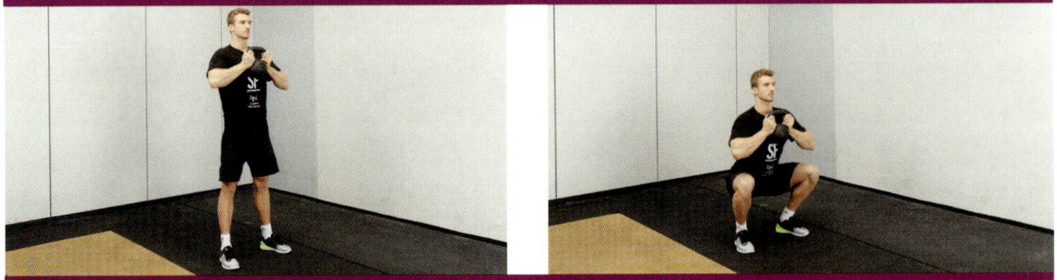

Kniebeuge mit Hantel

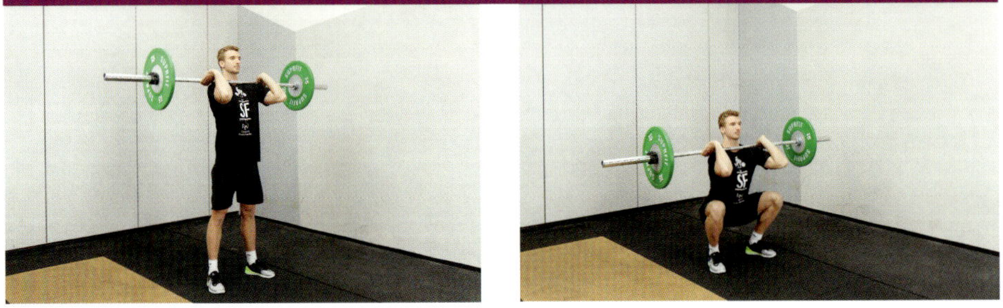

1.2.7 Hauptfehler und Korrektur

Exzentrische Phase		
Startposition		
Fehler	**Korrektur**	**Hilfestellung**
Zu enger/breiter Griff	Schulterbreit + 2 x Faust	Markierung an der Hantel nutzen
Zu enger/breiter Stand	Schulterbreiter Stand mit leichter V-Stellung	Markierung auf dem Boden anbringen
Hantel wird frei gehalten	Hände öffnen und auf den Schultern ablegen	Mobilitätsübungen, Hantel bewusst auf den Schultern zurückführen
Senkweg		
Fehler	**Korrektur**	**Hilfestellung**
Zu schnelle Bewegungsgeschwindigkeit, Bremsen im Gelenkanschlag	Bewusstes, langsames und muskuläres Beugen der Beine	Rhythmusvorgabe 21, 22 zählen

Fehlende Tiefe in der Hockposition 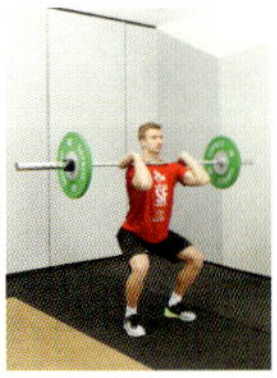	Hüftgelenk ist tiefer als das Kniegelenk	Mobilisationsübungen, Kasten/Kegel als Orientierung (30 cm) 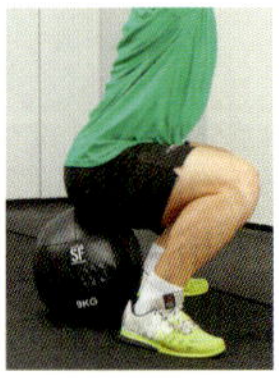
Zehenstand in der Beugebewegung 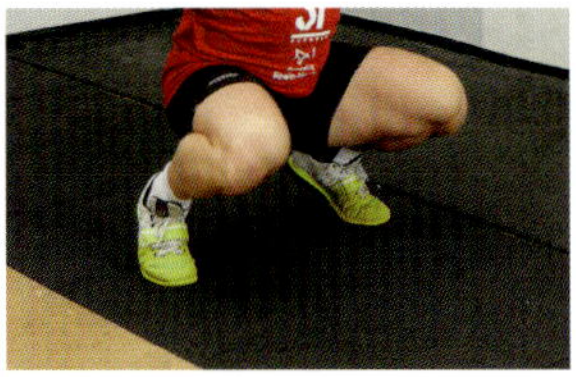	Ganzer Fuß wird belastet	Mobilisationsübungen, temporäre leichte Fersenerhöhung, Gummiband unter der Ferse spannen 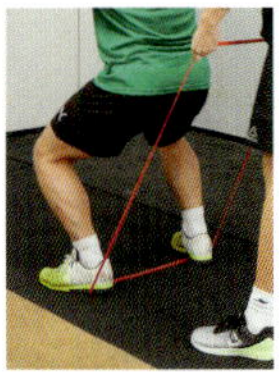
Knie fallen nach innen 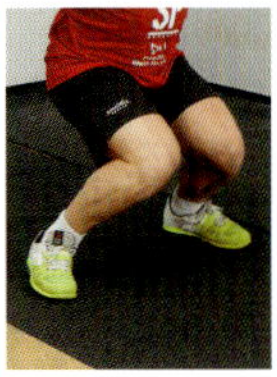	Stabile Beinachse, Knie über den Zehenspitzen	Abduktorenübungen, Seil um die Knie legen 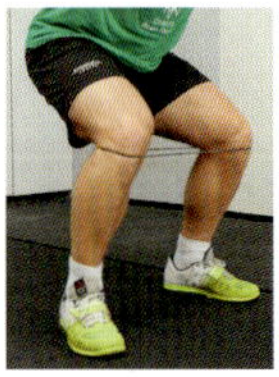
Konzentrische Phase		
Hubweg		
Fehler	**Korrektur**	**Hilfestellung**
Das Gesäß wird zuerst gehoben 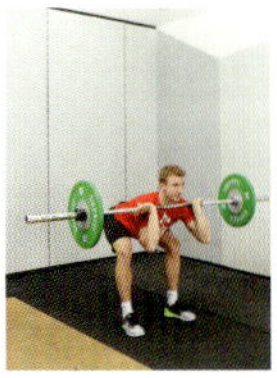	Oberkörper bleibt aufrecht, Hüfte nach vorne schieben	Stab vor den Sportler stellen 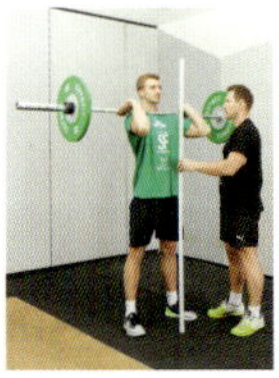 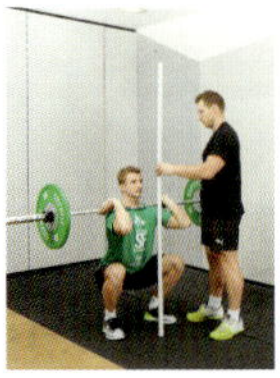

Oberer Rücken wird rund	Oberer Rücken bleibt gerade	Ellenbogen nach oben nehmen, Partner hält die Ellenbogen
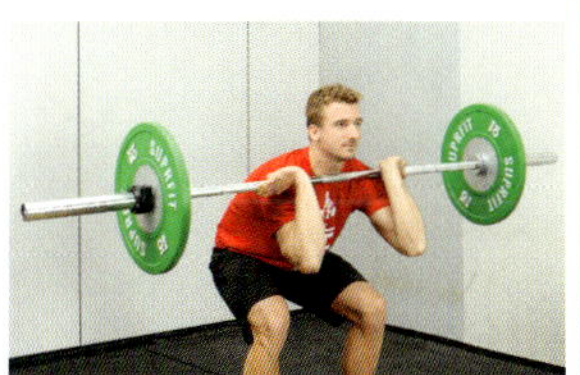		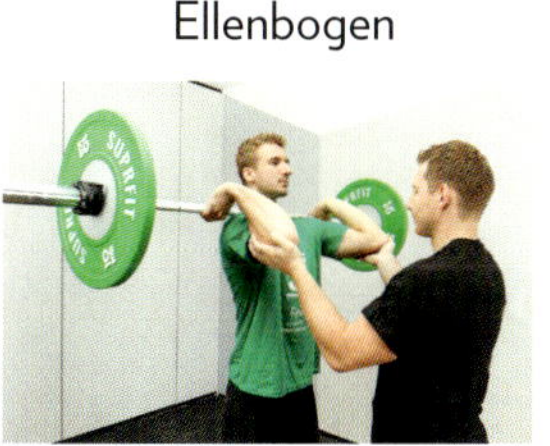

1.3 REISSKNIEBEUGE (OVERHEAD SQUAT)

1.3.1 Der Stellenwert und die Einordnung

Die Reißkniebeuge ist keine Übung zur Entwicklung der Kraftfähigkeiten der unteren Extremitäten, sondern kann mit Recht zur wichtigsten Stabilisationsübung gekürt werden. Sie bedient neben einer hohen Stabilisationsfähigkeit des Schultergürtels, einen stabilen Rumpf und eine stabile Beinachse. Genau diese Komplexität macht die Trainingsübung so anspruchsvoll. In der Regel wird die Übung zur Erwärmung und muskulären Voraktivierung genutzt. Mit der Ausbildung der Reißkniebeuge sind ca. 60 % der Mobilitätsvoraussetzungen für das Langhanteltraining gewährleistet. Die Übung findet sich in fast jedem Übungskatalog.

1.3.2 Übungsbeschreibung

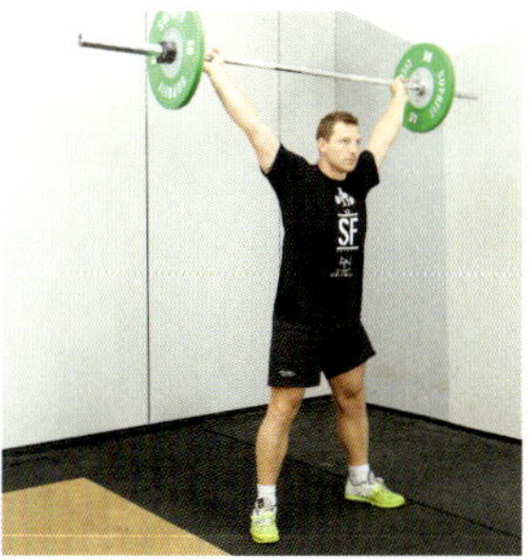

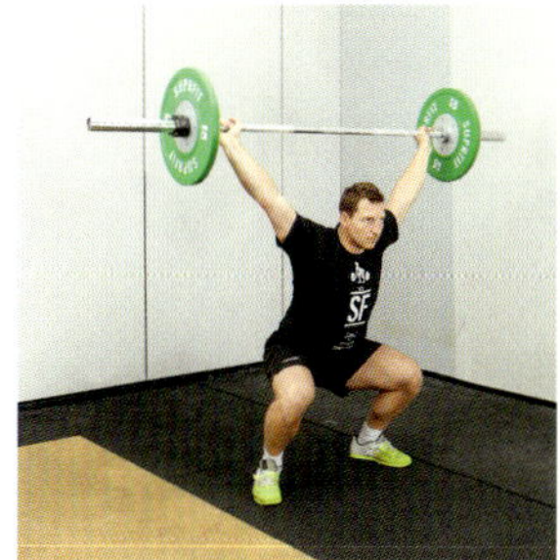

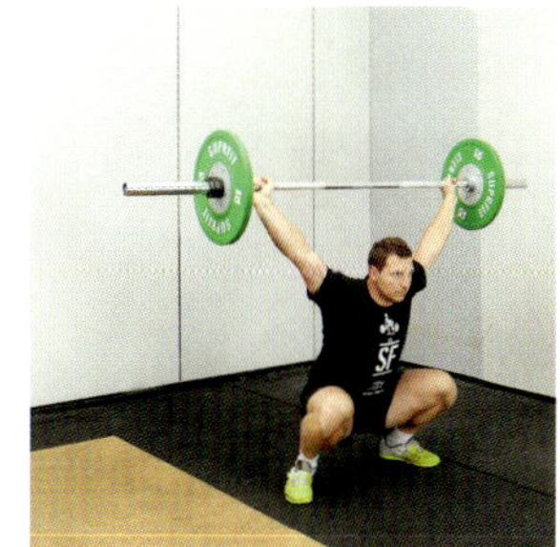

Der Sportler nimmt die Hantel in Griffbreite, eine Armlänge und Schulterbreite auf die gestreckten Arme. Die Fußstellung ist schulterbreit und die Zehenspitzen zeigen leicht nach außen. Der Sportler beugt die Beine bis in die tiefe Hocke. Die Hantel muss deutlich hinter dem Kopf geführt werden. Der Blick ist geradeaus gerichtet. In der tiefsten Hockposition (auf dem ganzen Fuß) soll der Sportler 1-3 Sekunden sitzen bleiben. In unveränderter Position steht der Sportler mit unveränderter Rückenspannung aus der Hocke in den Stand auf [13].

1.3.3 Falscher Bewegungsablauf

Viele Trainierende haben am Anfang einen zu hohen Anspruch in Bezug auf die Bewegungsamplitude dieser Übung. Das heißt, es werden mindere Qualitäten auf der Grundlage von Full range of motion durchgeführt. Die Autoren empfehlen, mit kleinen Bewegungsweiten und einem hohen Qualitätsanspruch zu beginnen.

Tipp für die Praxis

Für eine optimale Entwicklung dieser Trainingsübung empfehlen die Autoren Hausaufgaben. Jeder Sportler bekommt die Aufgabe, jeden Tag 50 Reißkniebeugen mit dem Besenstil vor dem Spiegel zu absolvieren. Die Entwicklungsraten sind erstaunlich und reichen für den Anfang völlig aus. Positiver Nebeneffekt, man spart Trainingszeit.

Tipp für die Praxis

Bei einer Anwendung im höheren Wiederholungsbereich empfiehlt es sich, eine engere Griffbreite zu wählen. Grund dafür ist eine mindere Belastung auf die Handgelenke und ein höheres Stabilitätsmoment auf die Schulter, so dass sich unter metabolischer Belastung mehr auf die Bewegungsausführung konzentriert werden kann. Diese enge Griffposition muss sukzessive vorbereitet werden.

1.3.4 Falsche Interpretation

Viele Trainer variieren mit der Griffbreite bei der Reißkniebeuge. Normalerweise ist der breite Griff bei der Übung Reißkniebeuge klar definiert, dennoch ist die Bandbreite der Positionierung sehr individuell. Gerade Trainierende mit einer nicht so ausgeprägten Mobilität neigen zu einem sehr breiten Griff. Diese Variation ist mit Vorsicht zu genießen. Je breiter der Sportler greift, desto höher die auftretenden Stabilitätsmomente. Je schmaler der Griff, desto ausgeprägter die Mobilität.

1.3.5 Lehrtafeln

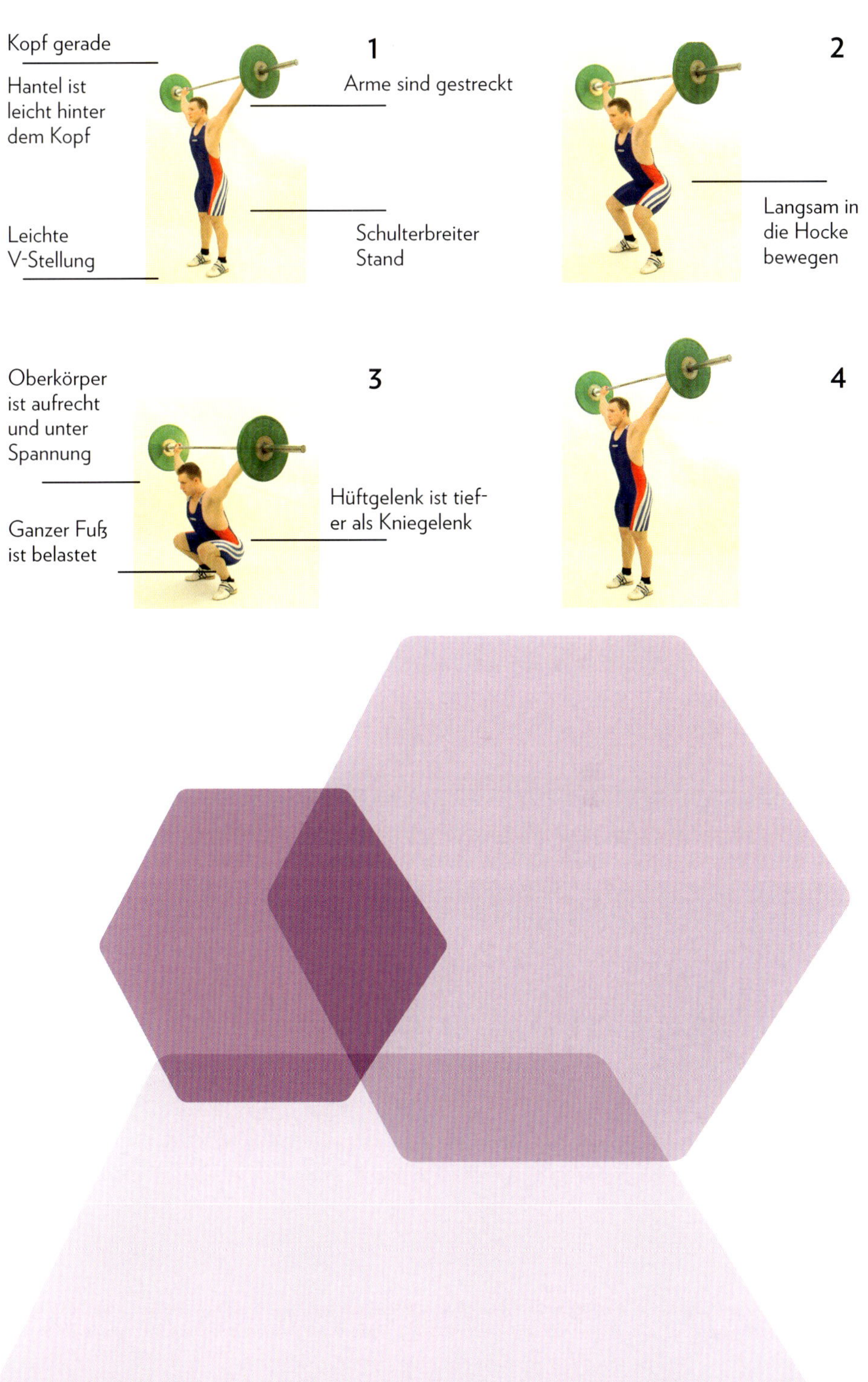

1.3.6 Methodische Hinführung

Air Squats mit Gymball über dem Kopf (Mobilität unter Extremität)

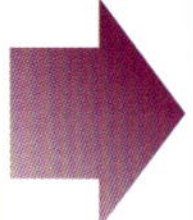

Reißkniebeuge mit dem Besenstiel (Ganzkörperstabilität)

Reißkniebeuge mit der Hantel

Air Squat mit Ball

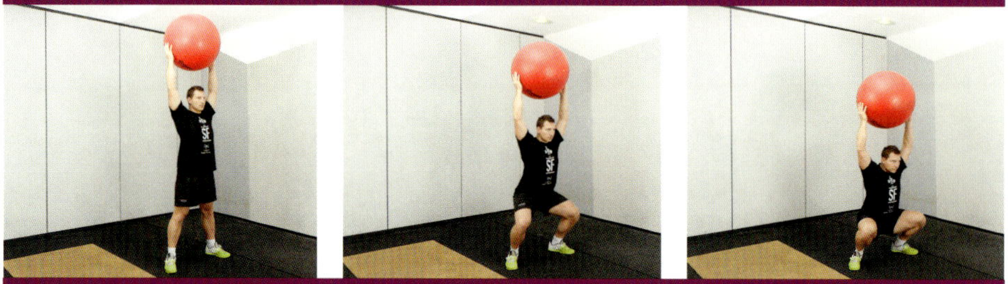

Reißkniebeuge mit Besenstiel

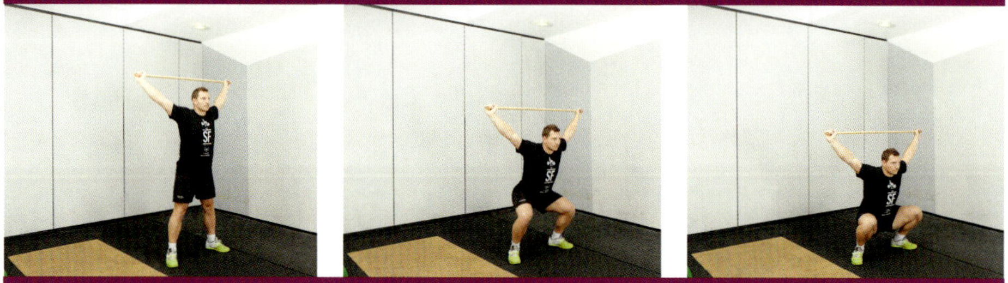

Reißkniebeuge mit Hantel

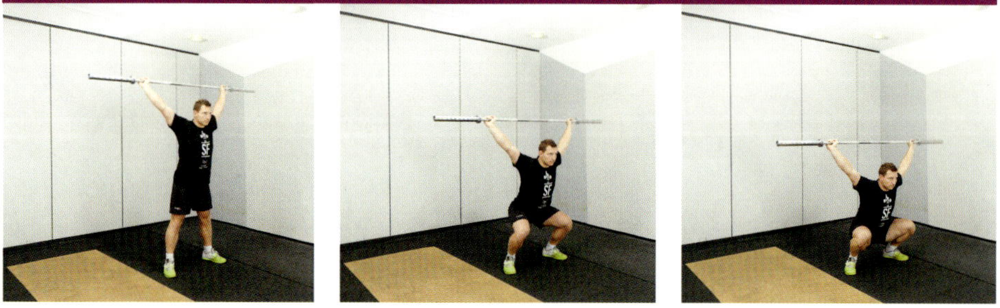

1.3.7 Hauptfehler und Korrektur

Exzentrische Phase		
Startposition		
Fehler	**Korrektur**	**Hilfestellung**
Zu enger/breiter Griff 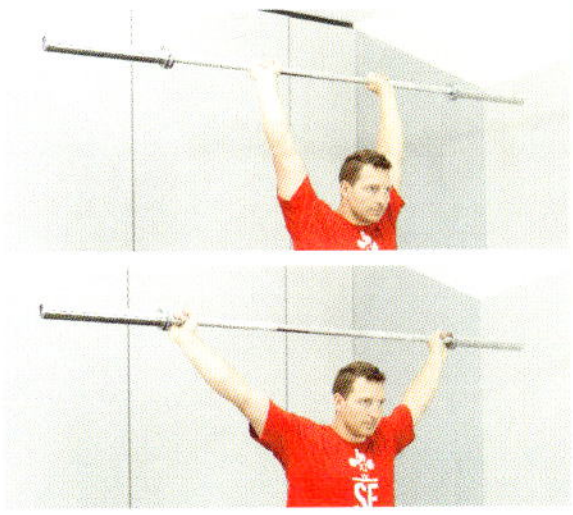	Schulterbreit und ausgestreckter Arm	Markierung an der Hantel nutzen 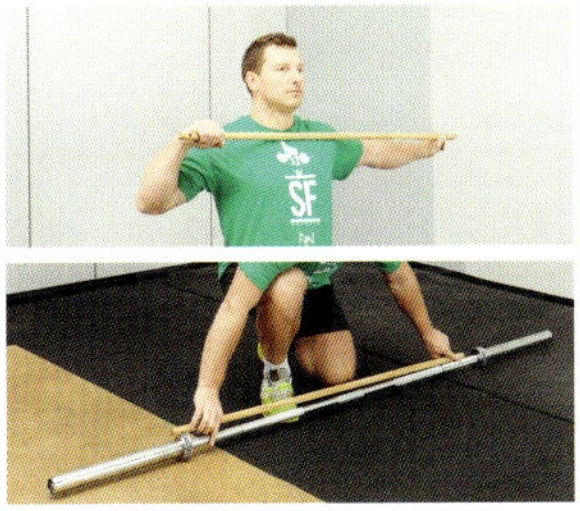
Zu enger/breiter Stand 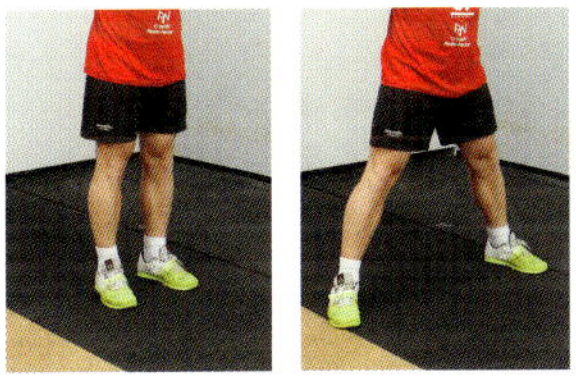	Schulterbreiter Stand mit leichter V-Stellung	Markierung auf dem Boden anbringen 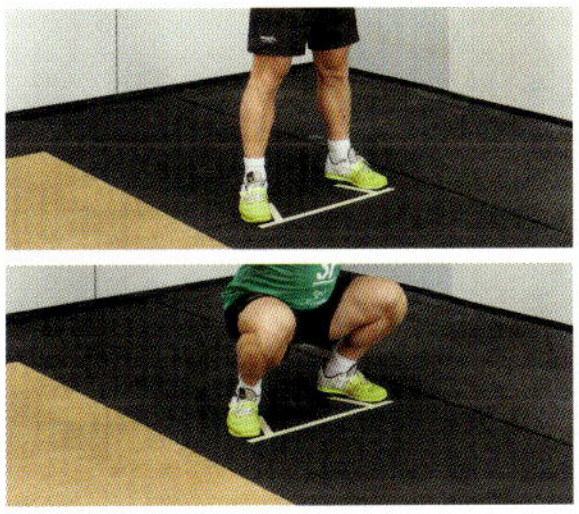
Kopfposition zu tief/zu hoch 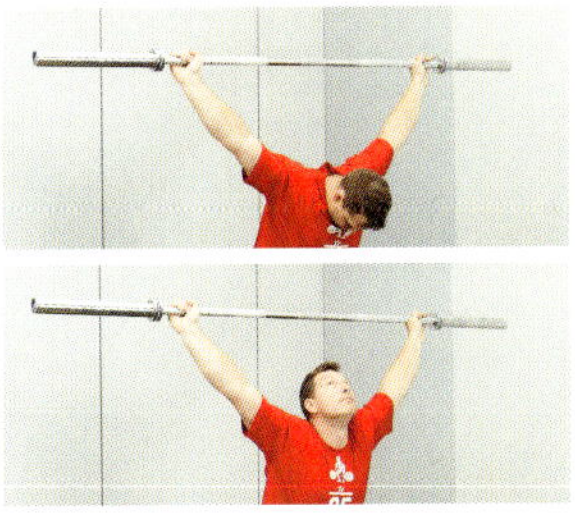	Der Kopf ist in der gesamten Bewegung gerade, Blick nach vorne	Markierung an der Wand fixieren 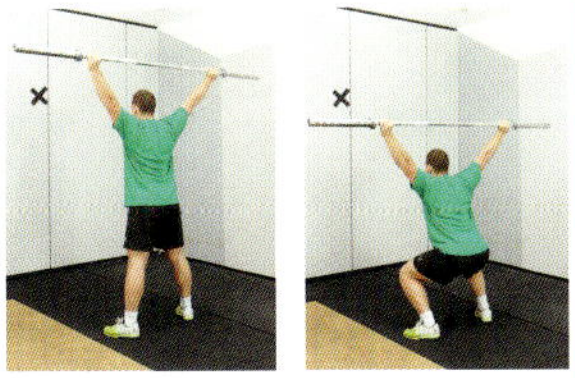

Senkweg		
Fehler	**Korrektur**	**Hilfestellung**
Fehlende Tiefe in der Hockposition 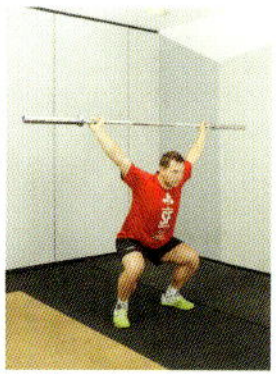	Hüftgelenk ist tiefer als das Kniegelenk	Mobilisationsübungen, Kasten, Kegel als Orientierung (30 cm) 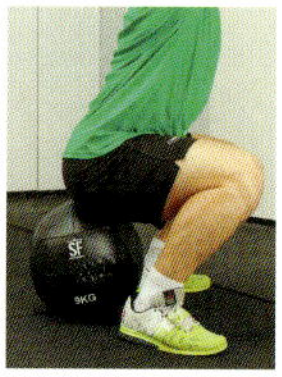
Arme werden beim Senkweg mit gebeugt 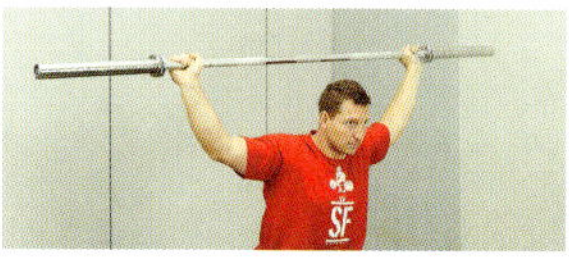	Arme bleiben während der gesamten Bewegung gestreckt	Tape um die Ellenbogen, Partner hält die Ellenbogen durchgedrückt 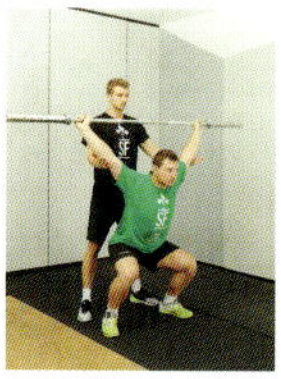 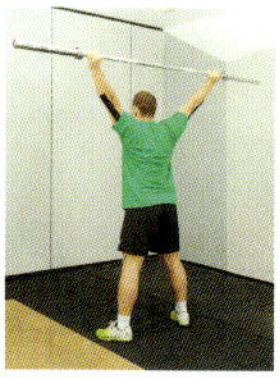
Zehenstand in der Beugebewegung 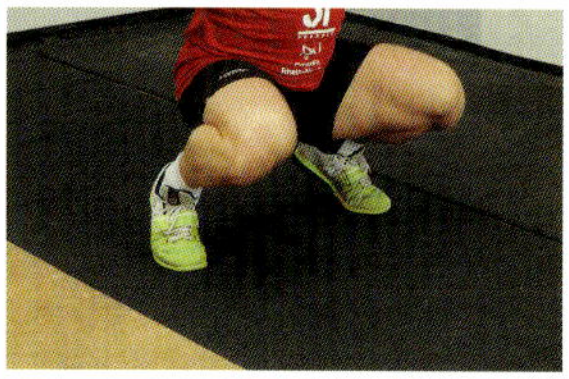	Ganzer Fuß wird belastet	Mobilisationsübungen, temporäre leichte Fersenerhöhung, Gummiband unter der Ferse spannen 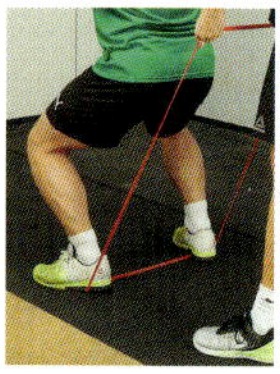
Hüfte wird beim Senken nach vorne geschoben 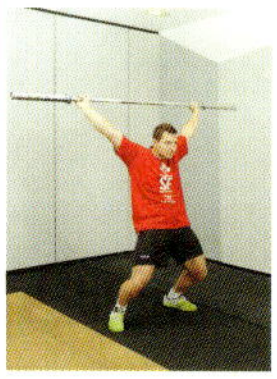	Gesäß wird beim Senken nach hinten geschoben	Mobilisationsübungen, Gesäß am Stab entlangführen 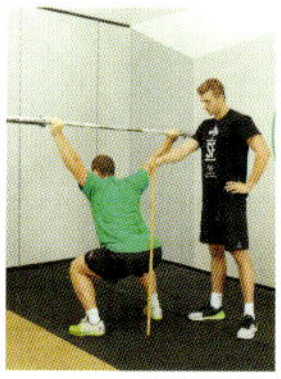

Konzentrische Phase		
Hubweg		
Fehler	**Korrektur**	**Hilfestellung**
Das Gesäß wird zuerst gehoben 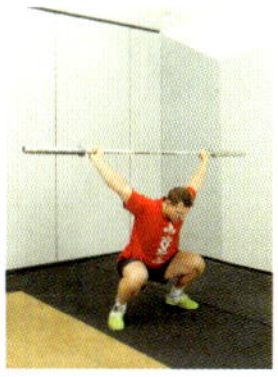 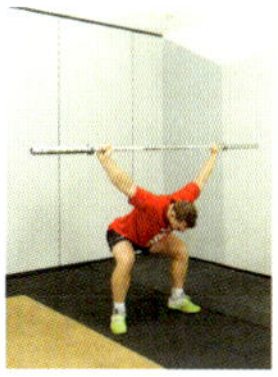	Oberkörper bleibt aufrecht, Gesäß nach vorne schieben	Stab vor den Sportler stellen 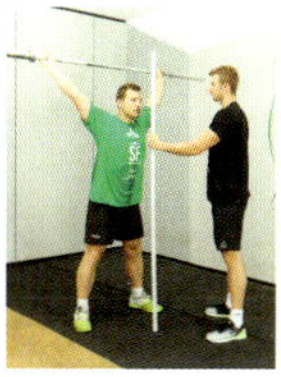 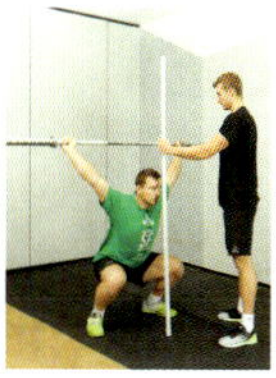

Kapitel 1

1.4 KREUZ-/LASTHEBEN (DEADLIFT) UND DIE VARIANTEN

1.4.1 Stellenwert und Einordnung

Bevor das Kreuz-/Lastheben und die Varianten beschrieben werden, sollten Stellenwert und Einordnung klar definiert sein. Das Lastheben beschreibt die Bewegung des Gewichthebers vom Boden bis in den gestreckten Stand und wird häufig mit dem Kreuzheben verwechselt. Das Kreuzheben des Powerlifters als Wettkampfdisziplin hat die Zielstellung, eine maximale Last in den gestreckten Stand zu bewegen.

Das Kreuz-/Lastheben und die Varianten benötigen erfahrungsgemäß einen kurzen Ausbildungszeitraum und können somit am schnellsten maximal belastet werden. Allerdings birgt die relativ kurze Ausbildungszeit auch eine Gefahr. Die Lasten werden zu schnell progressiv gesteigert, so dass die passiven Strukturen nicht die Möglichkeit haben, sich anzupassen. Die Verletzungsgefahr nimmt stark zu. Bitte unbedingt einen Ausbildungszeitraum von mindestens sechs Monaten einhalten, bevor Lasten oberhalb des Körpergewichtes bewegt werden.

1.4.2 Übungsbeschreibung

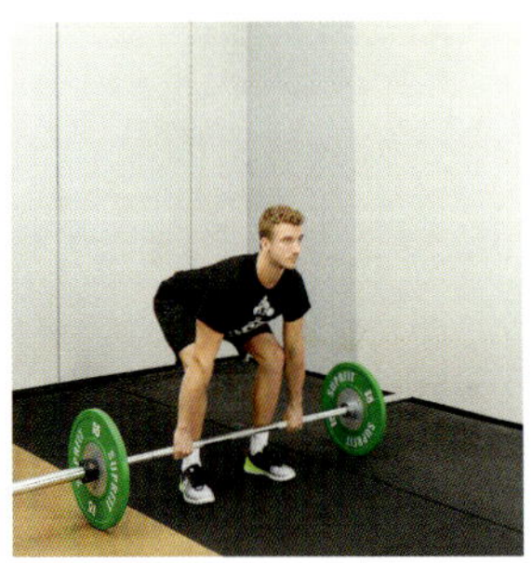

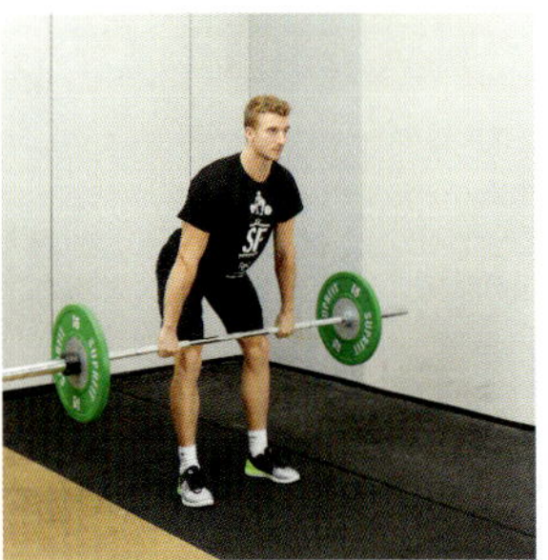

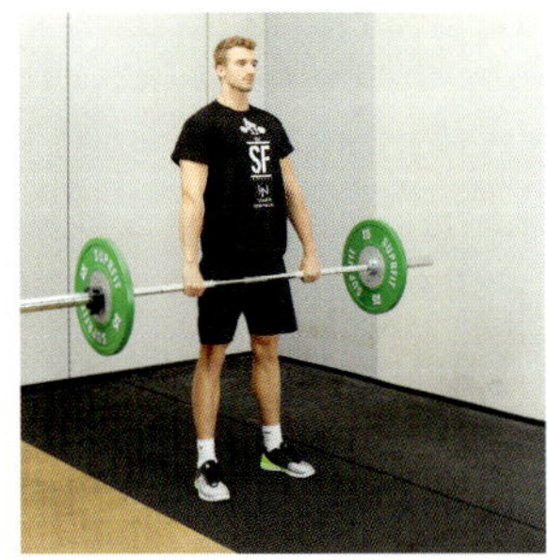

Die Entscheidung bezüglich der Übungsbeschreibung ist auf das Lastheben gefallen, da die qualitativen Ansprüche an das Lastheben höher sind als beim Kreuzheben. In hüftbreiter Fußstellung (Fußspitzen zeigen leicht nach außen) und mit Griff in Schulterbreite wird die Hantel mit gestreckten Armen umfasst. Der Blick ist geradeaus gerichtet und der Rücken ist vorgespannt. Von der Seite betrachtet ist die Schulter vor der Hantel positioniert. Die Hantel bleibt auch beim Abheben nah am Schienbein. Das Lastheben ist ein gleichzeitiges Strecken der Beine und des Oberkörpers über den Oberschenkel bis in den gestreckten Stand. Besonders wichtig ist, dass die Hantel oberhalb der Knie mit einem aktiven Latissimus-Einsatz am Oberschenkel entlang gezogen wird. Bitte beachten, dass ein Oberschenkelkontakt dabei zwingend notwendig ist.

1.4.3 Falscher Bewegungsablauf

Viele Langhantelnutzer verwechseln das klassische Kreuz-/Lastheben mit einer speziellen Ausführung des *Rumanian Deadlift*. Hier ist die Bewegung vom Boden bis in den gestreckten Stand ausschließlich durch die Bewegung in der Hüfte geprägt. Die Kniegelenke bleiben konstant leicht gebeugt oder sind ganz gestreckt. Diese Übung eignet sich hervorragend für eine Dehnung der Beinrückseite und der Kräftigung des unteren Rückens bzw. der Gesäßmuskulatur.

Tipp für die Praxis

Das Kreuz-/Lastheben kann als Basis für die Kraftentwicklung der unteren Extremitäten im Schwerpunkt hintere Kette und unterer Rücken genutzt werden. Gerade Sportler, die noch eine fehlende Mobilität in den unteren Extremitäten vorweisen (Tiefe der Hocke noch nicht optimal), haben mit einem kontinuierlichen Einsatz des Kreuz-/Lasthebens sehr gute Entwicklungen in der Beinkraft nachgewiesen.

Tipp für die Praxis

Viele Trainer versuchen, vor allem große Sportler in die Startposition (22,5 cm vom Boden) zu „zwingen". Die Autoren haben die Erfahrung gesammelt, dass gerade diese Sportler (über 190 m) Probleme mit tiefen Hebepositionen haben (der Rücken wird rund). Aus diesem Grund hat man sich entschieden, die Hantel von großen Sportlern mit 10-30 cm hohen Unterlagen etwas höher in der Startposition zu platzieren. Getreu dem Motto „Langhanteltraining ist kein Gewichtheben" [2]. Beim Gewichtheben schreibt das Reglement es vor, dass die Hantel eine einheitliche Startposition bekommt, im Langhanteltraining nicht.

1.4.4 Falsche Interpretation

Das Kreuzheben hatte unterschiedliche Zielstellungen und Bewegungsausführungen. Jede Form hat seine Berechtigung und kann in den Trainingsprozess zielgerichtet integriert werden. Leider werden im Internet teilweise die unterschiedlichen Bewegungsausführungen vermischt dargestellt. Aus diesem Grund die nachfolgende tabellarische Übersicht der Anwendungen.

1.4.5 Kreuzheben und Varianten

Nachfolgend eine Zusammenfassung der Anwendungen

Lastheben (Gewichtheben)	Kreuzheben/ Deadlift (Powerlifting)	Sumokreuzheben/ Sumo Deadlift (Powerlifting)	Rumanian Deadlift
Startposition			
- Füße hüftbreit mit leichter V-Stellung - Hantel wird im Obergriff gefasst - Gerader Rücken - Schulter befindet sich über, bis leicht vor der Hantel - Arme sind gestreckt - Kopf ist gerade mit Blick zur Wand 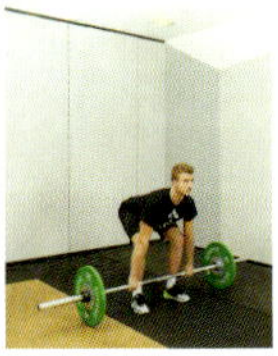	- Füße hüftbreit mit leichter V-Stellung - Hantel wird im Ober- oder Kreuzgriff gefasst - Gerader Rücken - Schulter befindet sich über, bis leicht vor der Hantel - Arme sind gestreckt - Kopf ist gerade mit Blick zur Wand 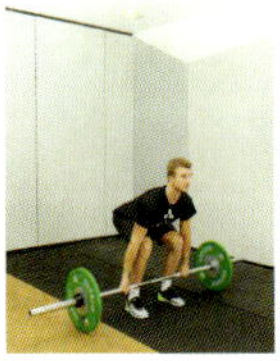	- Füße werden sehr breit, bis fast an die Scheiben, mit starker Außenrotation positioniert - Hantel wird im Ober- oder Kreuzgriff gefasst - Knie sind nur leicht gebeugt - Gerader Rücken - Schulter befindet sich über, bis leicht vor der Hantel - Arme sind gestreckt - Kopf ist gerade mit Blick zur Wand 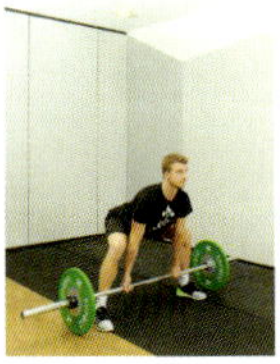	- Füße hüftbreit mit leichter V-Stellung - Hantel wird im Ober- oder Kreuzgriff gefasst - Knie sind nur leicht gebeugt bis ganz gestreckt - Gerader Rücken und fast parallel zum Boden - Schulter befindet sich über, bis leicht vor der Hantel - Arme sind gestreckt - Kopf ist gerade mit Blick zur Wand 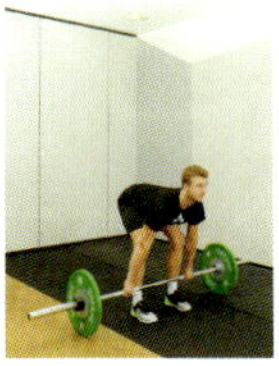

<table>
<tr><th colspan="4">Hub bis zu den Knien</th></tr>
<tr><td>- gleichzeitiges Öffnen von Knie- und Hüftwinkel (Parallelverschiebung)
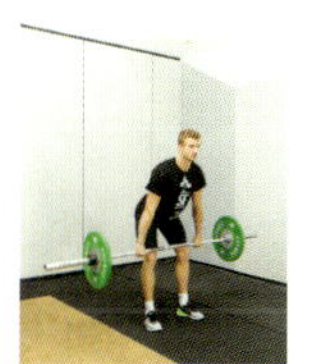</td><td>- gleichzeitiges Öffnen von Knie- und Hüftwinkel (Parallelverschiebung)
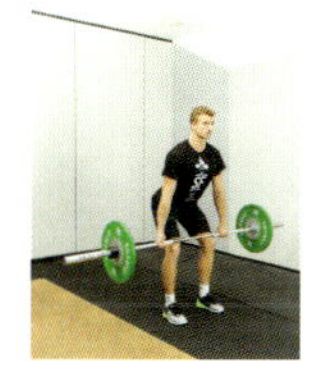</td><td>- Die Bewegung kommt aus der hinteren Beinkette und aus den Beinstreckern
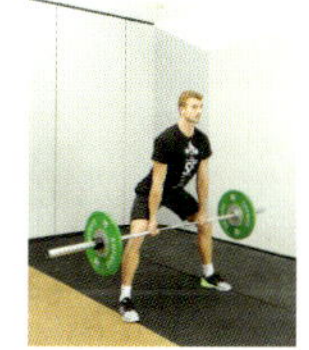</td><td>- Die Bewegung kommt allein aus der hinteren Beinkette
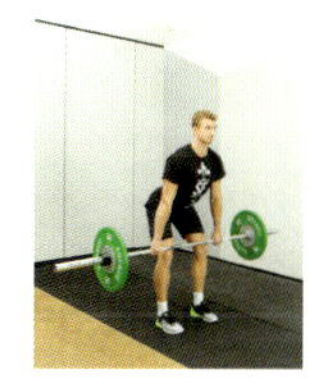</td></tr>
<tr><th colspan="4">Oberkörperaufrichtung nach der Kniepassage</th></tr>
<tr><td>- Oberschenkelkontakt der Hantel
- Schulter bleibt lang über der Hantel, bis oberes Drittel Oberschenkel
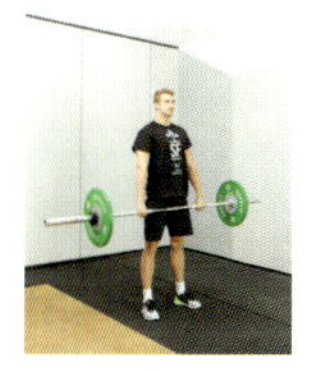</td><td>- Oberkörper wird schnell nach hinten aufgerichtet, ohne Knieunterschub
- Schulter ist sehr schnell hinter der Hantel
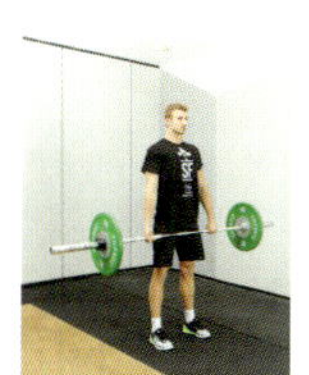</td><td>- Oberkörper wird gerade und nach hinten aufgerichtet, ohne Knieunterschub
- Schulter ist sehr schnell hinter der Hantel
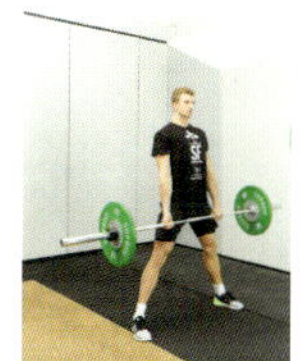</td><td>- Oberkörper wird schnell nach hinten aufgerichtet, ohne Knieunterschub
- Schulter ist sehr schnell hinter der Hantel
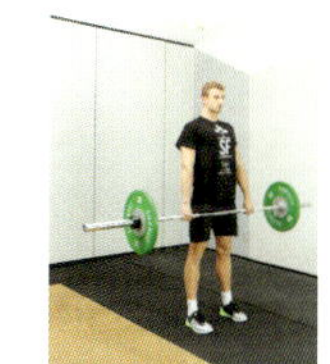</td></tr>
</table>

1.4.6 Lehrtafeln

1

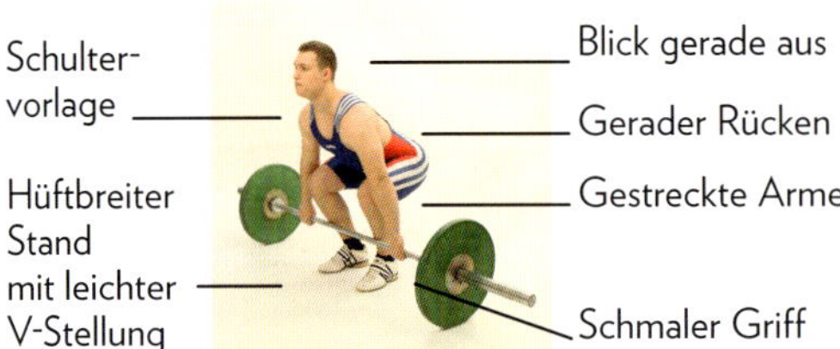

2

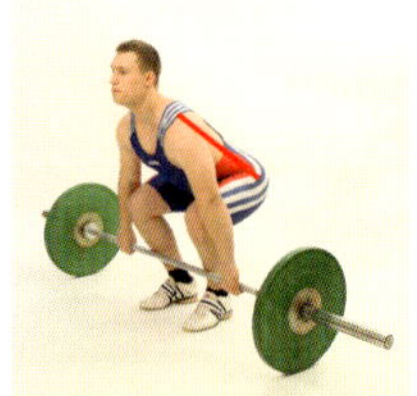

3

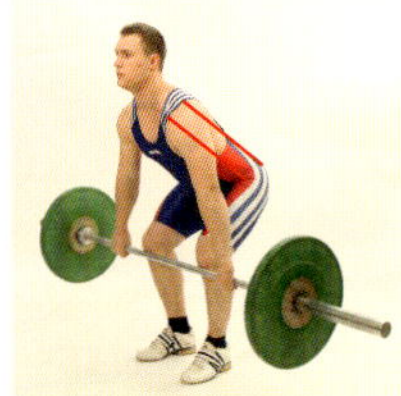

4

Schulter-
vorlage
Oberschen-
kelkontakt
Belastung
auf dem
ganzen Fuß
Blick
gerade aus
Gerader
Rücken
Gestreckte
Arme

5

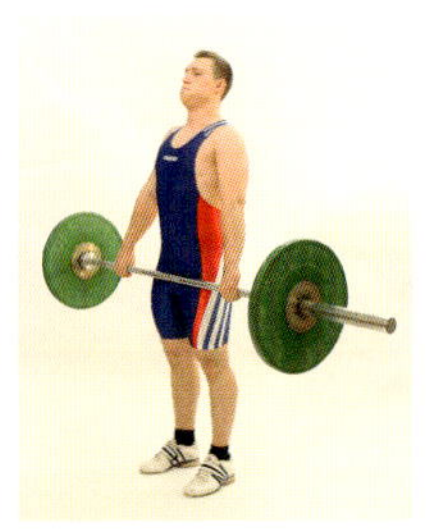

1.4.7 Methodische Hinführung

Rückwärtsbewegung aus der Hüfte startend mit Besenstil (Mobilität unter Extremität und Rumpfspammung)

Lastenheben/ Kreuzheben mit Hantel (Variables Abrufen der verschiedenen Ausführungen)

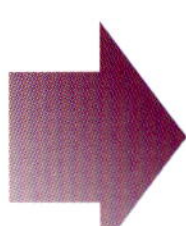

Rumänien Deadlift mit der Hantel

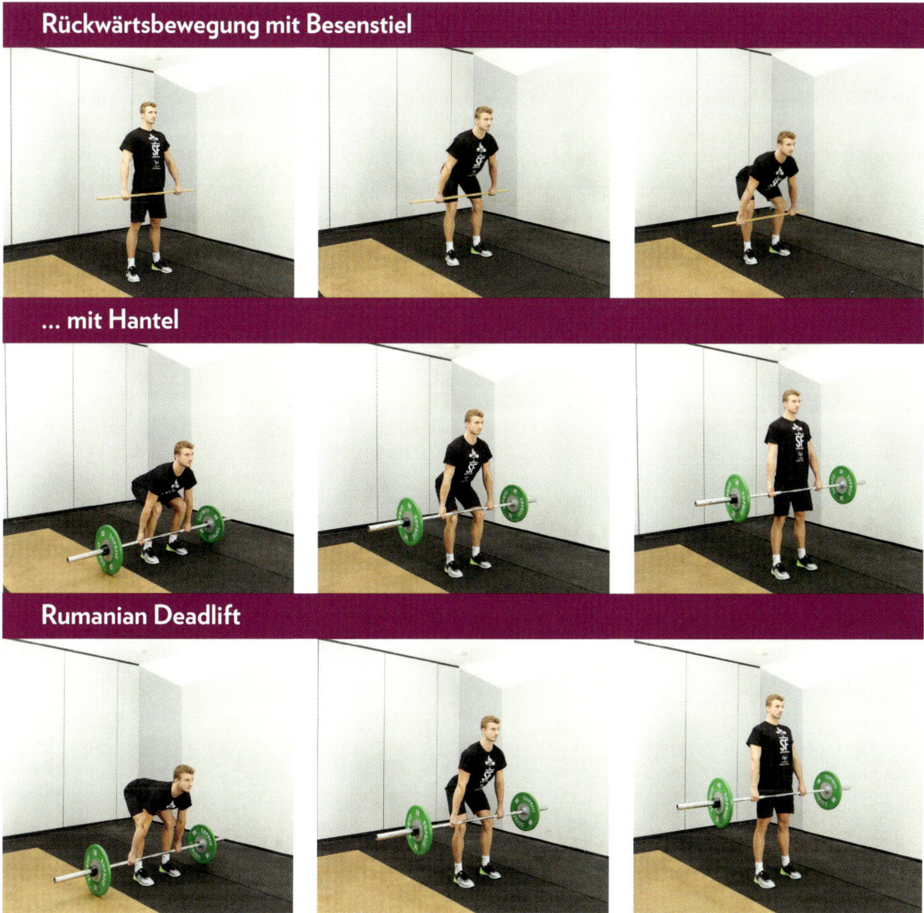

1.4.8 Hauptfehler und Korrektur

Startposition		
Fehler	**Korrektur**	**Hilfestellung**
Fehlende Oberkörpervorlage	Schulter befindet sich leicht vor/über der Stange	Taktile Unterstützung, Stab vor den Sportler an die Schulter stellen, Kräftigungsübungen

Fußposition (zu eng/zu breit, keine V-Stellung) 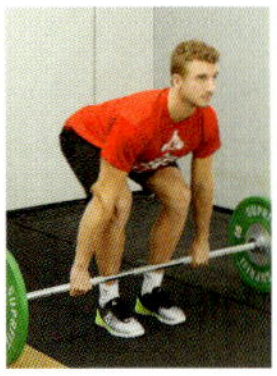 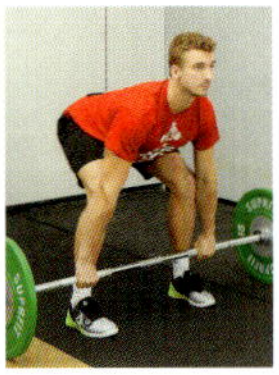	Hüftbreiter Stand mit leichter V-Stellung	Markierung auf dem Boden 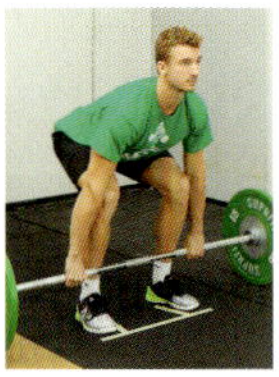
Kopfposition zu tief 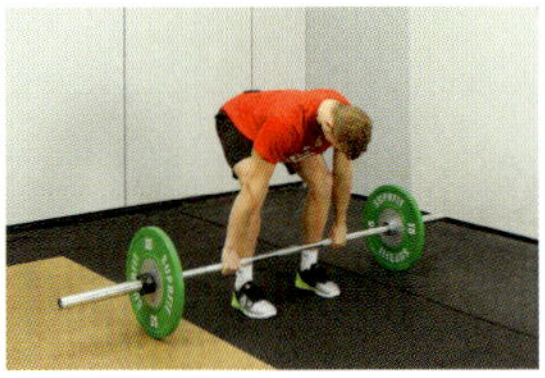	Blick geradeaus	Markierung an der Wand 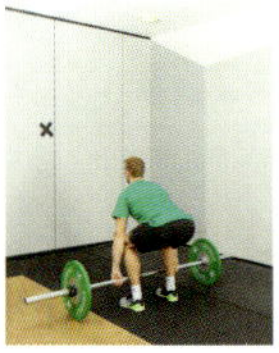
Rundrücken 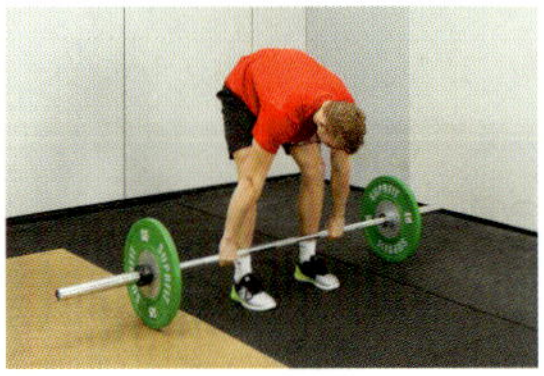	Rücken ist gerade	Mobilisation, Hohlkreuz, Tape auf dem Rücken, vorgebeugtes Rudern 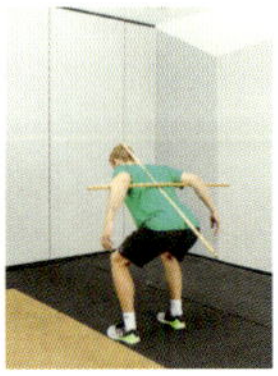 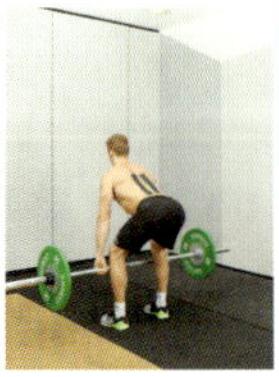
	Hubweg	
Fehler	**Korrektur**	**Hilfestellung**
Gesäßheben, Knie werden zuerst gestreckt 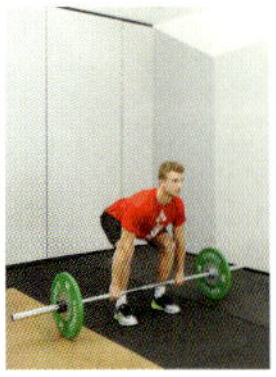 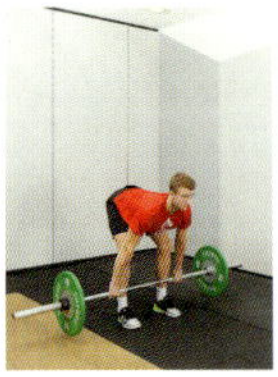	Knie- und Hüftwinkel werden gleichzeitig geöffnet	Taktile Unterstützung durch Druck auf Schulterblatt und unterer Rücken 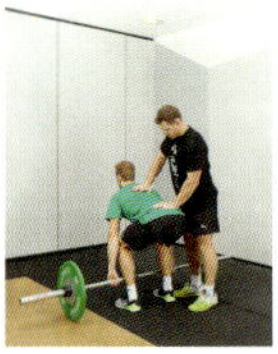

Schultern hängen	Schulterblätter sind angespannt	Tape über die Schulterblätter
Kein Oberschenkelkontakt	Hantel streift über den Oberschenkel	Tape auf den Oberschenkel
Zu schnelles Abheben, dadurch kein Oberschenkel-kontakt	Langsames und kontrollier-tes Abheben der Hantel	Rhythmus für das Abheben: Zählen 21, 22
Aktives Knieunterschieben	Der Kniewinkel bleibt konstant und öffnet sich weiter	Gummiband unter die Ferse legen und straff halten

Zu schnelle Oberkörperaufrichtung	Oberkörper/Schulter bleiben lange über der Hantel	Taktile Unterstützung mit Druck auf den oberen Rücken
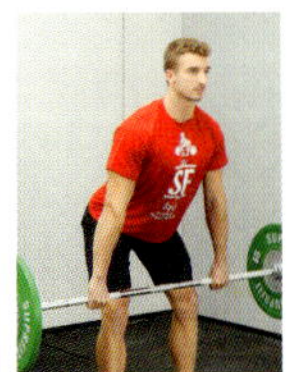 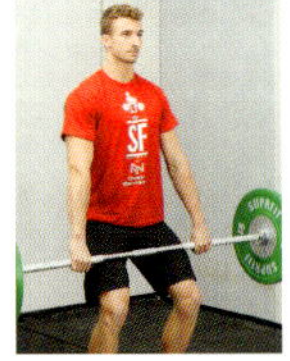		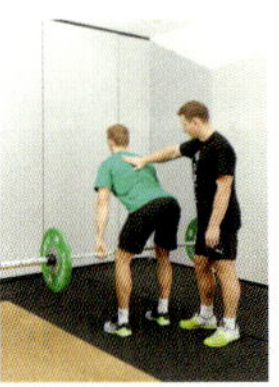 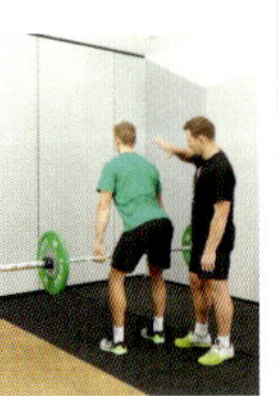

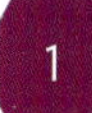

1.5 KRAFTDRÜCKEN (SHOULDER PRESS)/ MILITARY PRESS

1.5.1 Stellenwert und Einordnung

Das Kraftdrücken und seine Varianten haben in der Anwendung leider noch nicht den Stellenwert des Bankdrückens erreicht. Grund dafür sind Intensitätsgestaltung und Bewegungsausführung. Bankdrücken ist im Vergleich zum Kraftdrücken relativ einfach durchzuführen und hat wenig Stabilitätsmomente für den gesamten Körper. Im Ergebnis schlägt sich das auf die Gewichte nieder. Kann ein Sportler 100 kg in der Bank drücken, reicht es manchmal für das Kraftdrücken gerade einmal für 50-60 kg, was einen Anwender nicht gerade glücklich macht. Für die Autoren ist aber gerade das der Anlass, dieser Übung eine größere Bedeutung beizumessen, denn die vergleichsweise niedrigen Intensitäten zeigen eindrucksvoll die Wertigkeit der Übung auf.

Das Kraftdrücken ist nicht nur ausschließlich eine Kräftigungsübung für die oberen Extremitäten. Ganzkörperstabilisation und eine besondere Form der Mobilitätsverbesserung spielen ebenfalls eine wichtige Rolle. Die Autoren haben sehr gute Erfahrungen mit einer speziellen Rückführbewegung der Hantel (exzentrische Mobilisation) auf den Schultern gemacht. Das bedeutet, der Sportler führt die Hantel bis in Kopfhöhe nah am Kopf vorbei und versucht auf halber Tiefe, die Handgelenke einzudrehen und die Ellbogen bewusst nach vorne zu nehmen (s. Bild: 9264). Selbst sehr unbewegliche Sportler profitieren extrem von dieser Rückführbewegung bei der Kniebeuge vorn.

1.5.2 Übungsbeschreibung

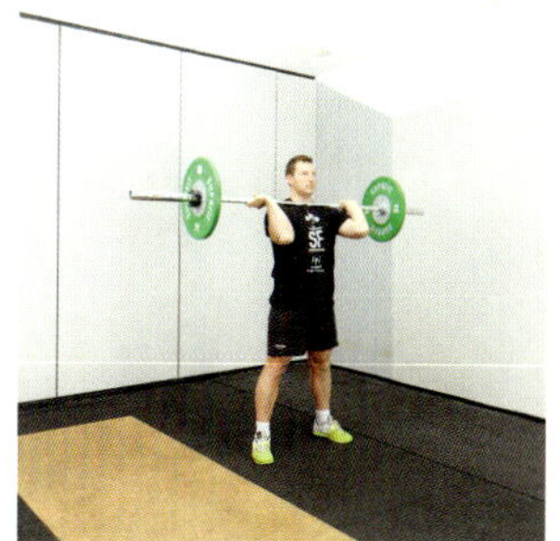

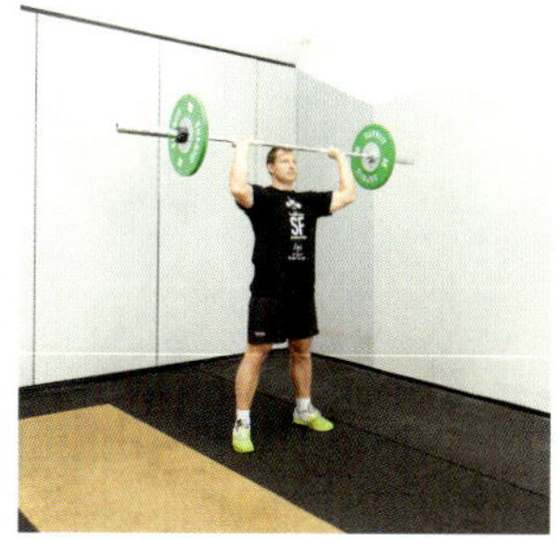

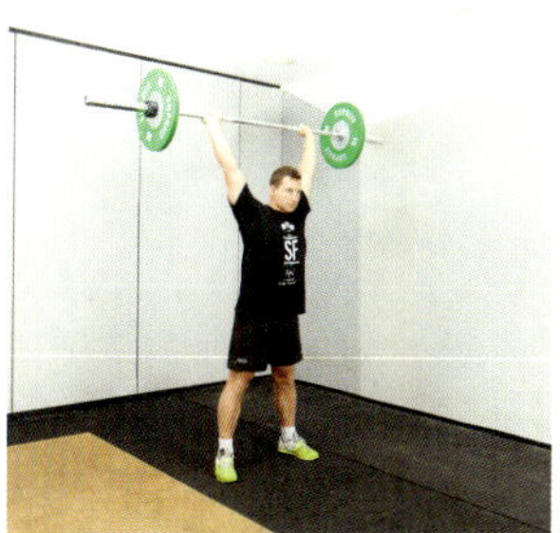

Die Hantel liegt beim Kraftdrücken im engen Griff auf den Schulter- und Schlüsselbeinen. Die Ellbogen zeigen ca. 45° nach vorn. Kopf geradeaus. Die Beine stehen hüftbreit und sind gestreckt. Der Rücken ist angespannt. Die Hantel wird nah am Kopf vorbei nach oben hinten gedrückt. In der Endposition ist Hantel auf den gestreckten Armen leicht hinter dem Kopf. Der gesamte Körper bleibt während der Bewegung stabil. Der Unterschied zwischen Kraftdrücken und seinen Varianten liegt in der Ausgangsposition. Beim Shoulder Press zeigen die Ellbogen nach unten und die Hantel wird nur auf den Schlüsselbeinen abgelegt. Beim Military Press wird die Hantel nicht auf den Schultern abgelegt, sondern in den Handgelenken frei gehalten.

Tipp für die Praxis

Die Ganzkörperstabilisation (Rumpf- und Beinachse im Fokus) spielt bei dieser Übung eine wichtige Rolle. Einige Sportler können diese Forderung in der Endposition nicht erreichen und stehen „wackelig“. Eine Empfehlung wäre hier, mit leicht gebeugten Beinen und Rumpf den Körper schnell zu stabilisieren, s. untere Fehlerkorrektur!

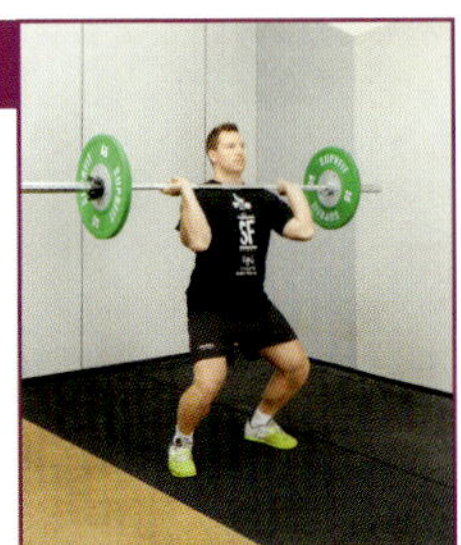

1.5.3 Falscher Bewegungsablauf

Die Hantel muss in der Endposition gerade über dem Kopf (leicht hinter dem Kopf) gebremst werden. Von einer gesundheitsgefährdenden Variante mit einer überstreckten, also kompensatorisch nach vorne geschobenen Hüfte ist unbedingt abzuraten.

1.5.4 Lehrtafeln

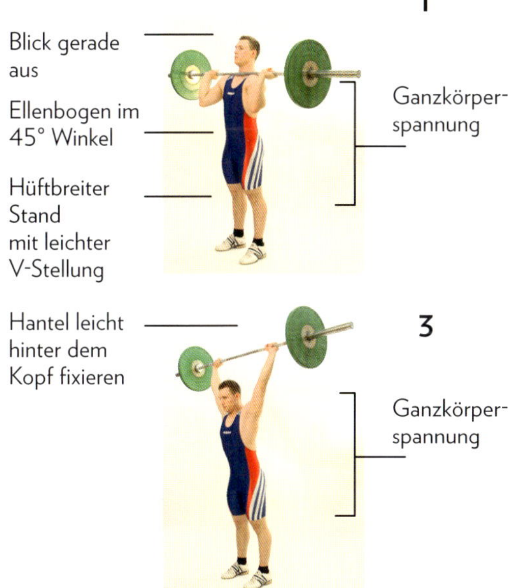

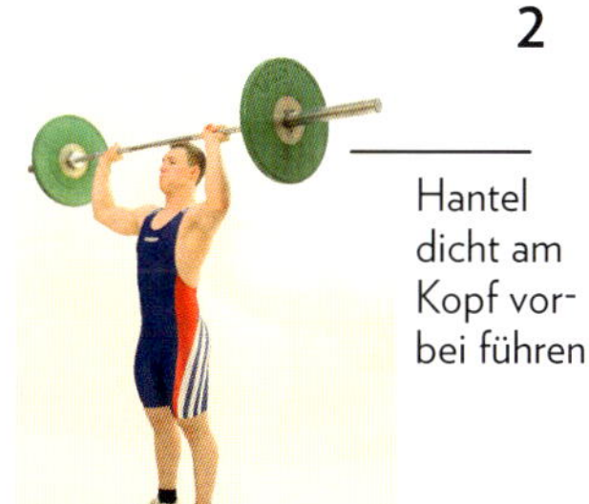

1.5.5 Methodische Hinführung

Kraftdrücken im Sitzen
(Mobilität und Stabilität im Schultergelenk)

Kraftdrücken mit der Hantel

... im Sitzen

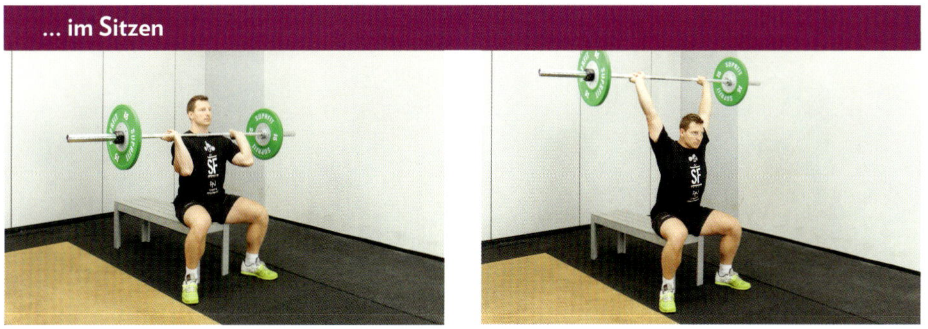

im Stehen

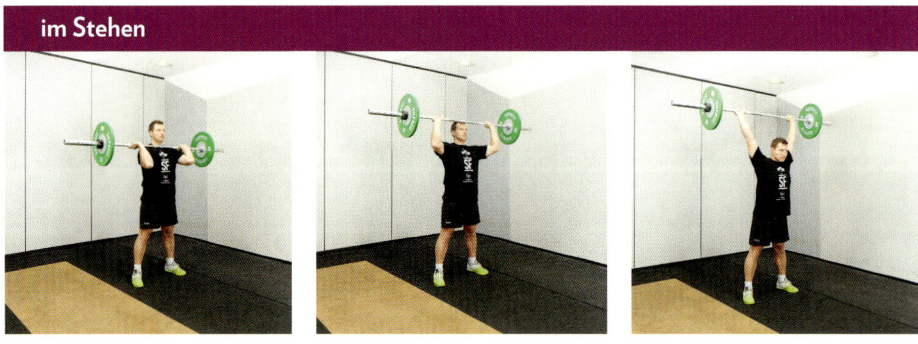

1.5.6 Hauptfehler und Korrektur

Startposition		
Fehler	**Korrektur**	**Hilfestellungen**
Die Hantel wird frei gehalten (gilt nur für das Kraftdrücken)	Hantel im festen Griff auf den Schultern ablegen	Mobilitätsübungen
Hubweg		
Fehler	**Korrektur**	**Hilfestellungen**
Hantel wird weit vorne und um den Kopf nach oben gedrückt	Hantel nah am Kopf vorbeiführen	Stab vor den Sportler stellen

Der Oberkörper fällt in eine Rücklage 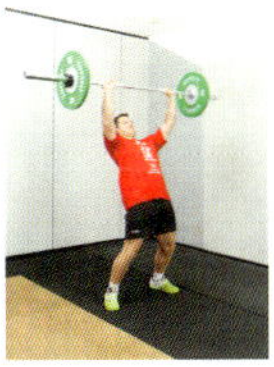	Oberkörper bleibt senkrecht unter der Hantel	Übung in leicht gebeugtem Kniewinkel durchführen 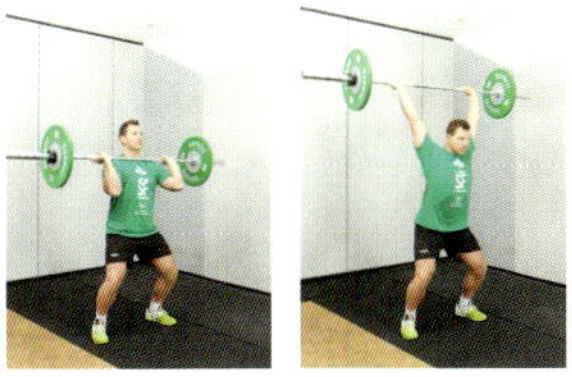
Die Rumpfspannung kann nicht aufrechterhalten bleiben 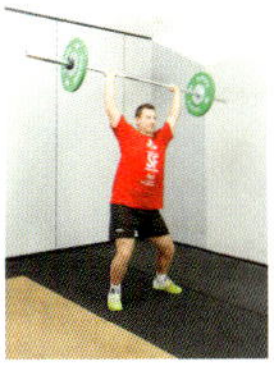	Rumpf während der gesamten Bewegung stabil halten	Einatmen, Kraftdrücken, ausatmen, Übung in leicht gebeugtem Kniewinkel durchführen 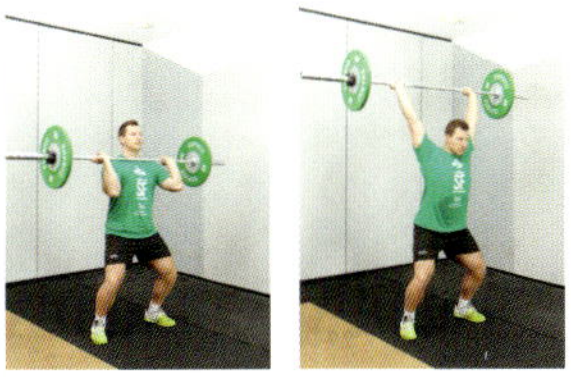
Hantel wird vor dem Kopf gehalten 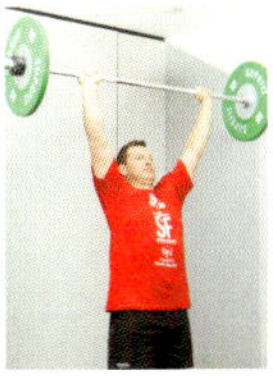	Hantel wird hinter dem Kopf fixiert	Mobilitätsübungen, Stange senkrecht ca. 3-4 cm vor der Nase platzieren. In der Endposition berührt der Sportler mit der Nase die Stange (Kopf in der Druckbewegung leicht nach vorne schieben) 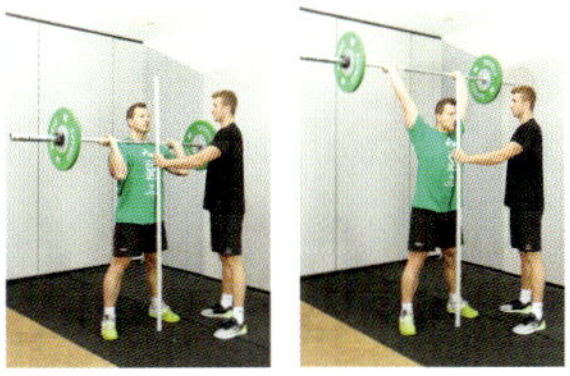

1.6 SCHWUNGDRÜCKEN

1.6.1 Stellenwert und Einordnung

Das Schwungdrücken ist eine effiziente Überkopfübung, die mit einer Beschleunigungsphase des gesamten Körpers, gekoppelt mit einer Schulter- und Armdruckkraft, trainiert wird. Viele Sportler nutzen das Schwungdrücken, wenn die Wiederholungszahlen oder die Intensitäten beim Kraftdrücken (Shoulder Press) zu hoch sind. Das bedeutet, der Sportler beginnt die Serie mit dem Kraftdrücken (Wiederholungen 1-3) und endet mit dem Schwungdrücken (Wiederholungen 4-6).

In den Sportarten dient das Schwungdrücken dazu, höhere Lasten überkopf zu bewegen. Die klassische Anwendung des Kraftdrückens ist hier leider oft nicht ausreichend. Im Crosstraining können durch den Einsatz des Schwungdrückens die Wiederholungszahlen pro Zeiteinheit erheblich gesteigert werden.

1.6.2 Übungsbeschreibung

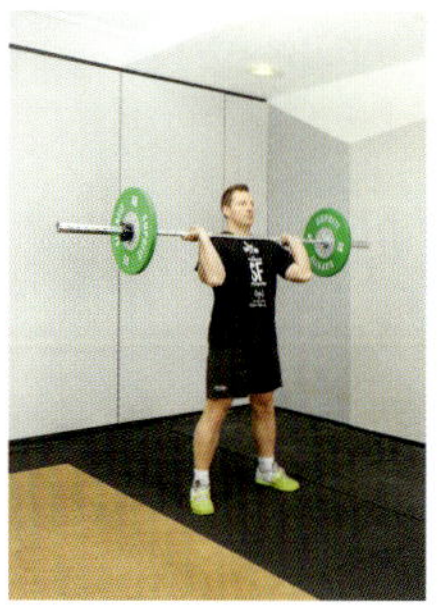

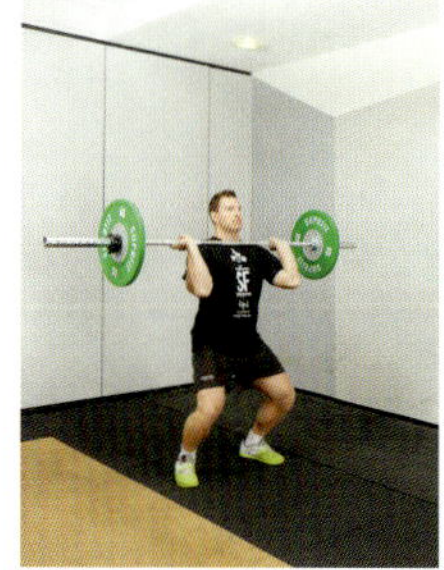

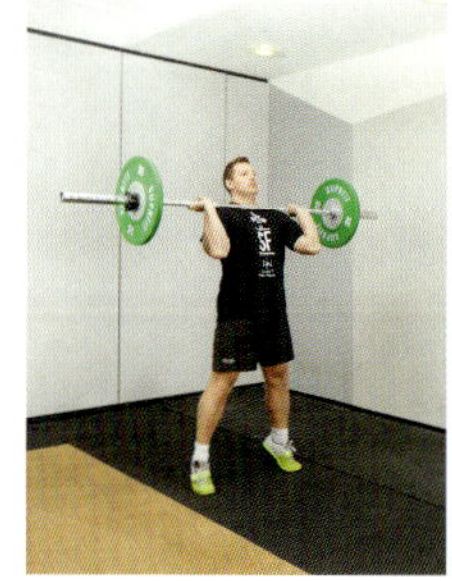

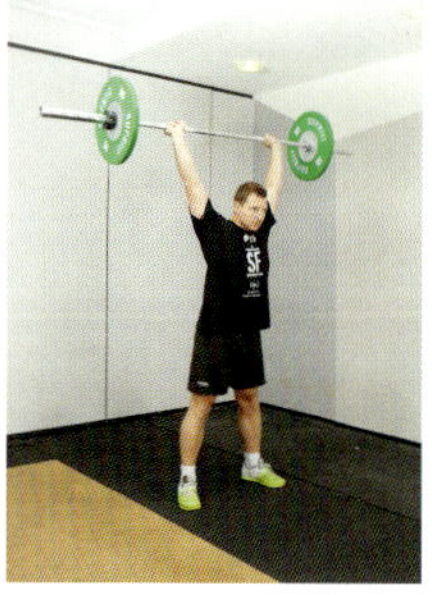

Die Hantel liegt auf den Schultern, die Ellbogen zeigen 45° nach vorne. Nach einer kleinen Auftaktbewegung aus den Beinen von ca. 15cm, wird die Hantel durch schnelles Strecken der Beine und des Oberkörpers, in Verbindung mit einer starken Druckbewegung der Arm- und Schulter -Muskulatur auf die gestreckten Arme gebracht. In der Endposition müssen Arme und Beine gleichzeitig gestreckt sein.

1.6.3 Falscher Bewegungsablauf

Leichtere Lasten können hier mit einer weniger dynamischen Beschleunigungsphase und mit einer anteilig höheren Oberkörperkraft trainiert werden. Hohe Intensitäten lassen sich nur durch maximale Beschleunigung der Hantel und mit großem Einsatz der Oberkörperkraft realisieren. In der Lernphase ist es wichtig darauf zu achten, dass der

Sportler nicht zu früh mit den Armen drückt, weil sonst die Beschleunigung aus den Beinen nicht genutzt wird.

Tipp für die Praxis

Die Voraussetzung für eine optimale Beschleunigungsphase ist, dass die Auftaktbewegung mit einem bewusst ruhigen Tempo ausgeführt wird. Dabei ist zu beachten, dass der Oberkörper immer aufrecht bleibt und die Ellbogen sich nicht nach unten bewegen. Diese Auftaktbewegung sollte isoliert trainiert werden.

Tipp für die Praxis

Für eine optimale Beschleunigung muss die Hantel ab dem unteren Umkehrpunkt einen langen Beschleunigungsweg zurücklegen. Das bedeutet, die Hantel sollte so lange wie möglich Körperkontakt haben. Einfach ausgedrückt sollte sie in der Beschleunigungsphase so lange wie möglich auf den Schultern liegen bleiben.

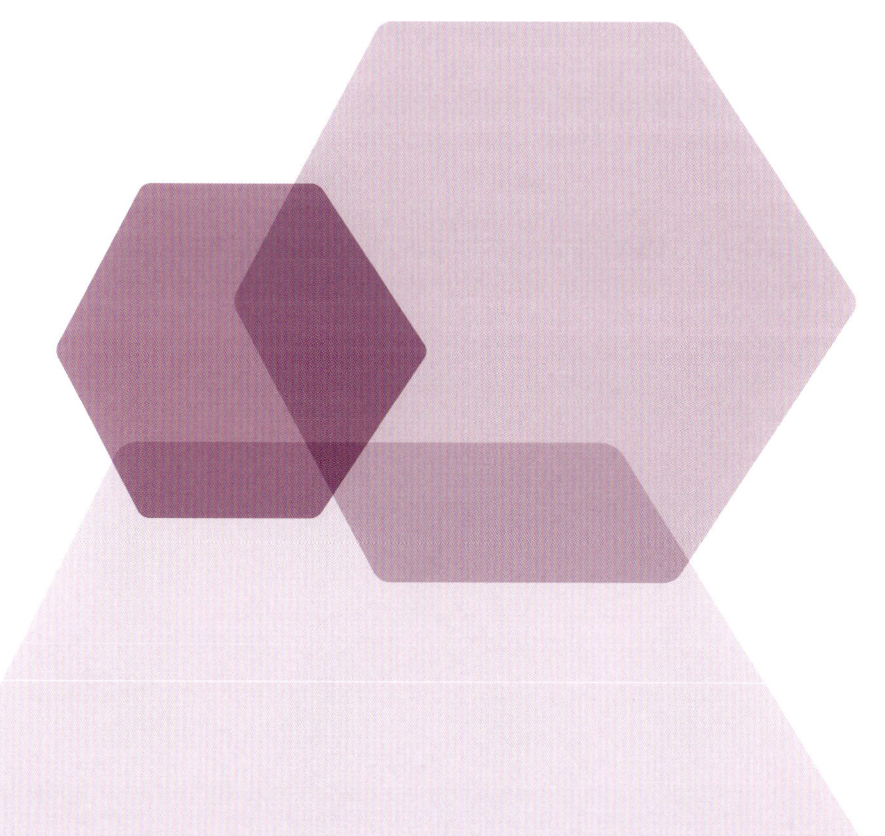

1.6.4 Lehrtafeln

1
Blick gerade aus
Ellenbogen im 45° Winkel
Hüftbreiter Stand mit leichter V-Stellung
Ganzkörper-spannung
2
Langsame Auftaktbe-wegung
Belastung auf dem ganzen Fuß
3
4

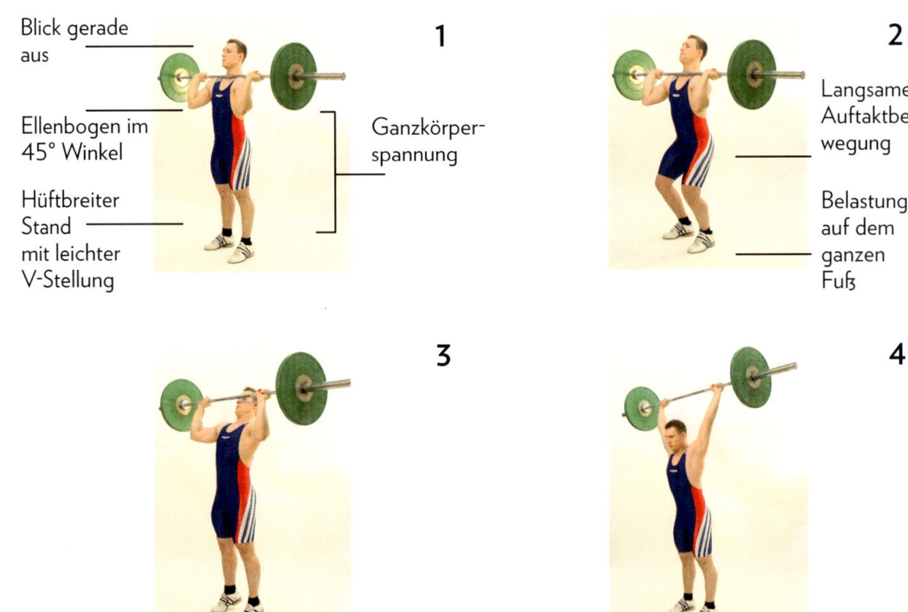

1.6.5 Methodische Hinführung:

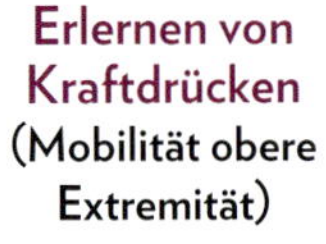

Erlernen von Kraftdrücken (Mobilität obere Extremität)

Erlernen von Auftakt und Anstoß (Mobilität obere Extremität)

Schwungdrücken mit der Hantel

Kraftdrücken

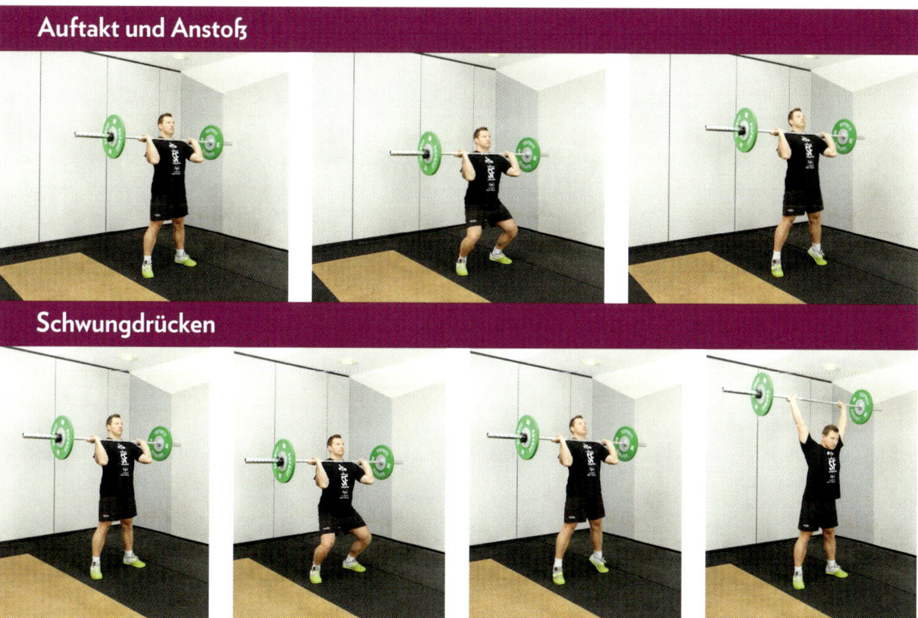

1.6.6 Hauptfehler und Korrektur

Startposition		
Fehler	**Korrektur**	**Hilfestellung**
Die Hantel wird frei gehalten	Hantel im festen Griff auf den Schultern ablegen	Mobilitätsübungen
Ellenbogen befinden sich unter der Hantel	Ellenbogen sind im ca. 45°-Winkel vor dem Körper	Mobilitätsübungen, Visuelle Kontrolle durch eine Fotoaufnahme

Die Knie sind schon leicht gebeugt 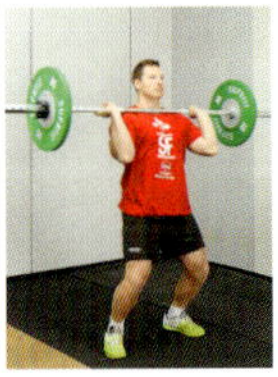	Die Knie sind in der Startposition gestreckt	Visuelle Kontrolle durch eine Fotoaufnahme 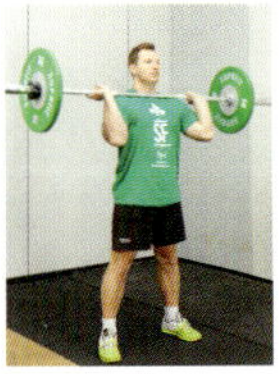
Auftakt-Dip		
Fehler	**Korrektur**	**Hilfestellung**
Zu schnelle Auftakt-bewegung 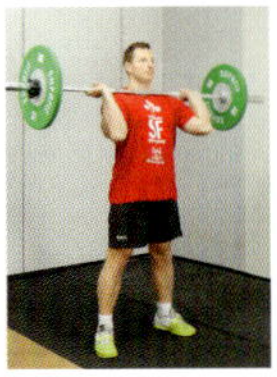 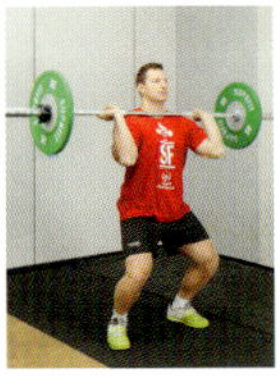	Langsame und kontrollierte Senkbewegung	Rhythmusvorgabe, Zählen 21, 22 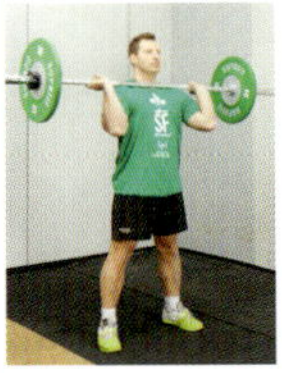 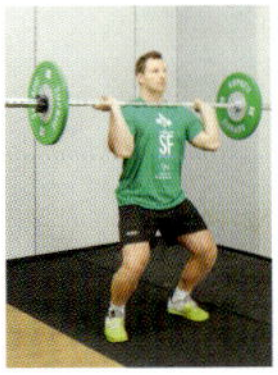
Der Auftakt ist auf den Zehenspitzen 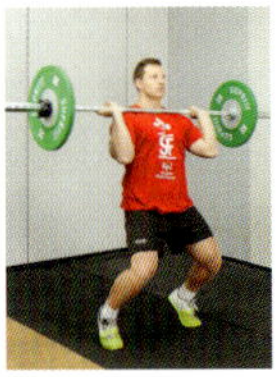	Der Auftakt ist auf dem ganzen Fuß, Tendenz Ferse	Auftakt erfolgt auf einem gestrafften Gummiband 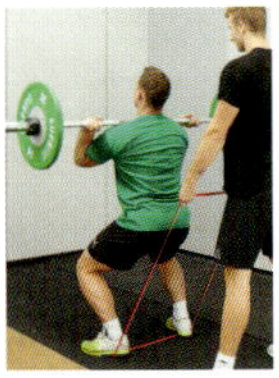
Die Auftaktbewegung ist zu tief 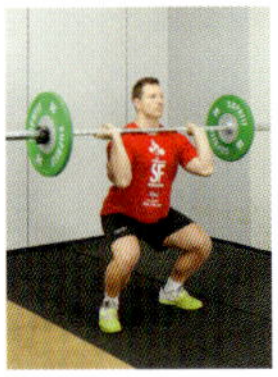	Kurze Auftaktbewegung, ca. 15-18 cm	Tiefenmarkierung durch Slalomstangen oder Kniebeugeständer 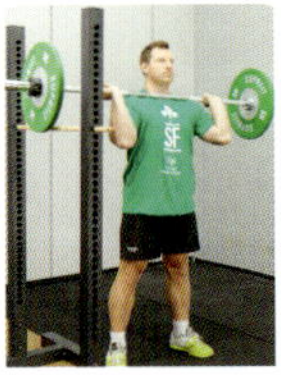 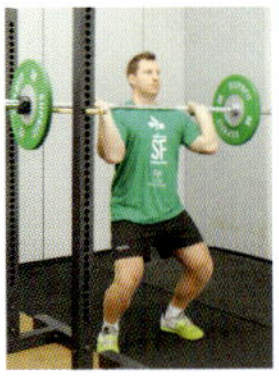

Anstoß–Druckbewegung		
Fehler	**Korrektur**	**Hilfestellung**
Keine Ganzkörperstreckung	Ganzkörperstreckung. Alle Körperwinkel sind geöffnet	Strecksprünge, Bauchball, Strecksprünge mit Ball
Zu frühes Drücken mit den Armen, bevor der Körper gestreckt ist	Erst Fuß-, Hüft- und Kniewinkel vollständig öffnen und dann mit den Armen drücken	Akustisches Signal durch den Trainer, wann die Arme drücken sollen: „Und ... Hepp!"

1.7 BANKDRÜCKEN (BENCH PRESS)

1.7.1 Stellenwert und Einordnung

Das Bankdrücken gehört zweifelsohne zur populärsten Kraftübung und ist aus keinem Trainingsplan wegzudenken. Viele Sportler definieren sich über die Leistung beim Bankdrücken. Sicher stellt eine gute Armdruckkraft in vielen Sportarten ein Grundbewegungsmuster dar. Trotzdem sollte man diese Übung nicht überbewerten, da sie häufig an Komplexität durch fehlende Stabilisationsfaktoren des Rumpfes und der Beinachse vermissen lässt.

Die größte Korrelation zwischen Bankdrücken und einer sportlichen Bewegung besteht im Kugelstoßen. Hier ist das Bankdrücken die leistungslimitierende Übung im Kraftbereich. Schafft ein Kugelstoßer nicht mehr als 200 kg in dieser Übung, wird er niemals zur Weltspitze des Kugelstoßens gehören. In vielen anderen Sportarten ist das Bankdrücken zwar eine Hauptübung, sollte allerdings in Bezug auf das Kraftprofil eine realistische Zuordnung der maximalen Werte erhalten (1,0-1,5-fache des Körpergewichtes, damit kein zu großes Ungleichgewicht zu anderen Krafttrainingsübungen auftritt.

1.7.2 Übungsbeschreibung

Der Sportler liegt waagerecht rücklings auf der Bank, die Füße stehen stabil auf einer

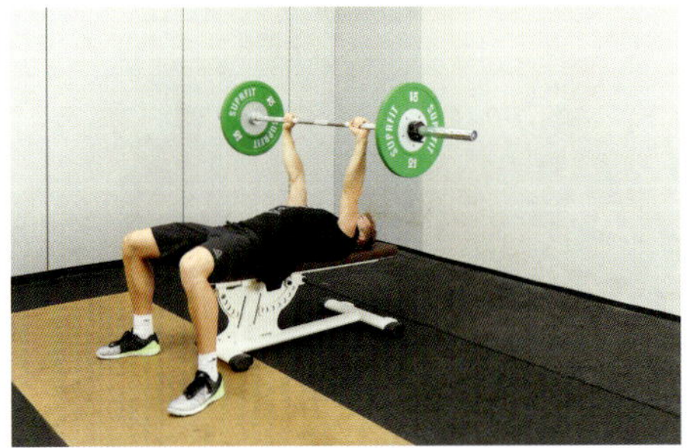

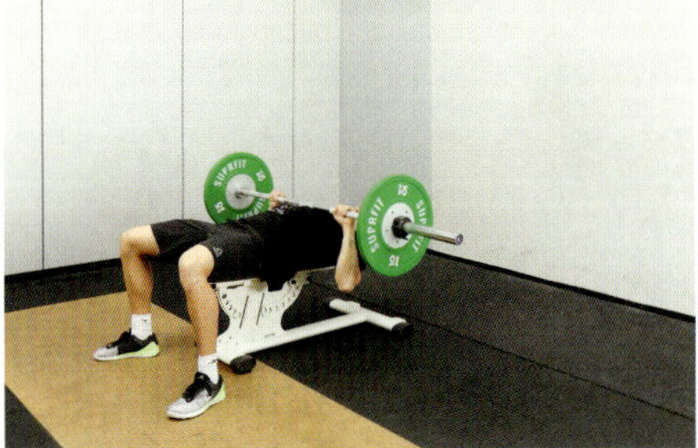

leicht erhöhten Position. Die Knie befinden sich über dem Hüftgelenk. Hohlkreuzposition vermeiden. Hantel schulterbreit fassen und aus der Haltevorrichtung nehmen. Einatmen und Spannung halten. Hantel bis zum Brustkorb absenken (Kontakt), aber nicht aufschlagen lassen, Unterarme annähernd senkrecht zur Hantel. Schulterblätter nach unten und leicht hinten ziehen. Arme anschließend wieder vollständig strecken. Oberkörper und Gesäß bleiben während der Bewegung flach auf der Bank.

1.7.3 Falscher Bewegungsablauf

Einige Sportler nutzen eine falsche Technik zur Erhöhung der Lastbereiche. In der Druckphase wird die Wirbelsäule in ein starkes Hohlkreuz gedrückt, was den Weg der Hantel deutlich verkürzt. Diese spezielle Bewegungsausführung hat ihren Ursprung im Powerlifting als Wettkampfdisziplin. Auf diese Anwendung sollte verzichtet werden, weil sie zum einen eine hohe Verletzungsgefahr in sich birgt und zum anderen unrealistische Ergebnisse produziert.

Tipp für die Praxis

Die korrekte Atmung spielt bei dieser Übung eine sehr dominante Rolle. Der Sportler muss während einer unter Körperspannung betonten Abwärtsbewegung die Luft einatmen und am unteren Umkehrpunkt gepresst halten. Atmet der Trainierende beim Beginn der konzentrischen Bewegungsphase aus, ist der Spannungsverlust nicht mehr zu kompensieren.

Tipp für die Praxis

Beim Aufbau der Übung sollte unbedingt auf eine gute Vorbereitung Wert gelegt werden. Die Füße benötigen einen festen Stand und sollten auf einen kleinen Kasten (oder Scheiben) platziert werden. In dieser Körperlage sind die Kniegelenke höher als die Hüfte. Jetzt kann der Sportler den gewünschten Gegendruck optimal in den Boden gegen eine geschlossene Kette ableiten.

1.7.4 Falsche Interpretation

Die Autoren beobachten, dass durch Internet und die dort gezeigten „Spezialbewegungen" motivierte Sportler, alleine - möglicherweise auch zuhause – das Bankdrücken trainieren. Davon ist abzuraten, weil das Bankdrücken eine sogenannte Zwangslange [5] beinhaltet. Zwangslage heißt in diesem Zusammenhang, dass der Sportler nicht mehr in der Lage ist, sich ohne Verletzung von der Hantel zu befreien.

1.7.5 Lehrtafeln

1

Arme sind gestreckt und die Hantel befindet sich über dem Brustkorb

Knie befinden sich höher als die Hüfte

Rücken liegt vollständig auf der Bank

2

Hantel berührt den Brustkorb auf Brusthöhe

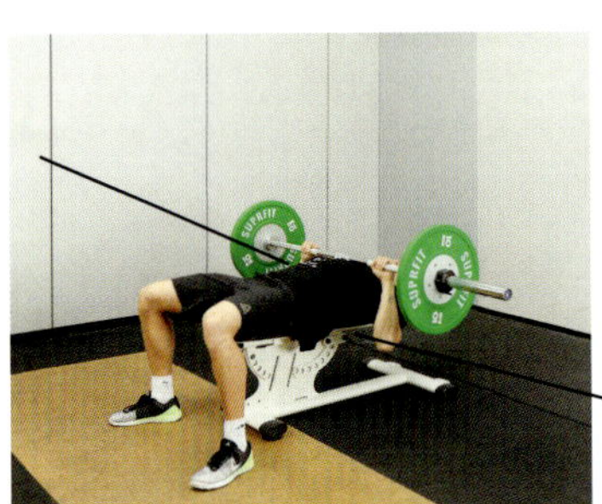

Rücken liegt vollständig auf der Bank

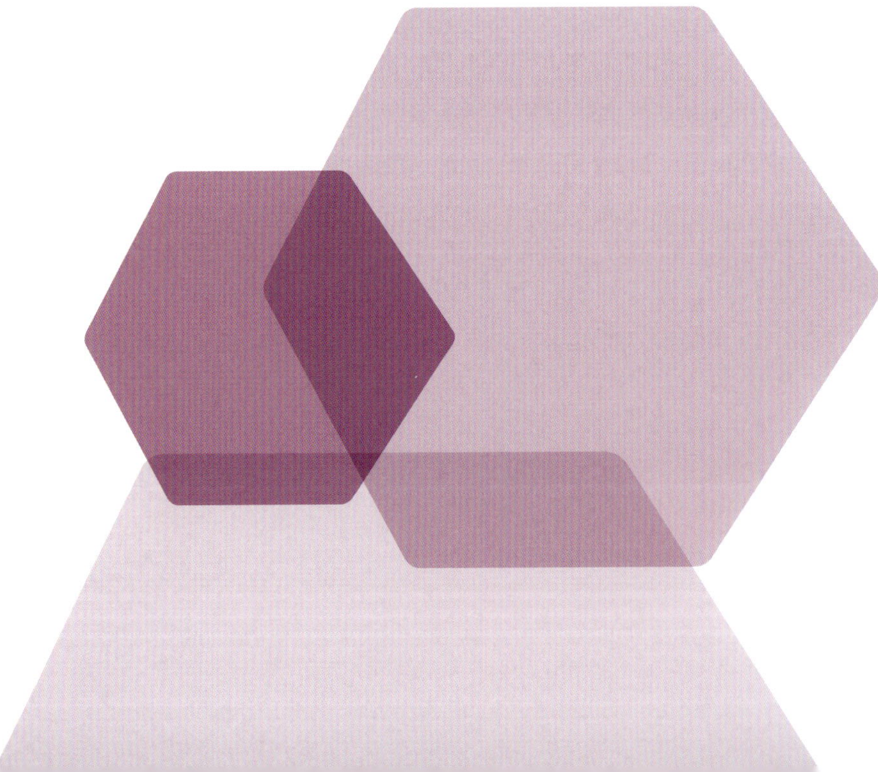

1.7.6 Hauptfehler und Korrektur

Senkweg		
Fehler	**Korrektur**	**Hilfestellung**
Hantel wird zu schnell abgesenkt	Kontrolliertes Absenken der Hantel	Rhythmus: Zählen 21, 22
Hantel wird in der Senkphase nicht gerade nach unten geführt	Hantel gerade nach unten führen	Stab vor den Sportler stellen, kurz unter Brusthöhe
Hubweg		
Fehler	**Korrektur**	**Hilfestellung**
Rumpf verliert Spannung am unteren Umkehrpunkt	Der Rumpf ist in der gesamten Bewegung angespannt	Gummiband unter den Rücken und unter Spannung halten

Füße bleiben während der Druckphase nicht auf dem Boden 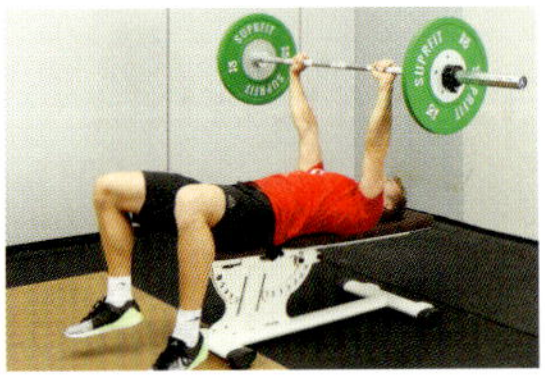	Füße haben in der gesamten Bewegung Bodenkontakt	Gummiband unter die Füße legen und straff halten 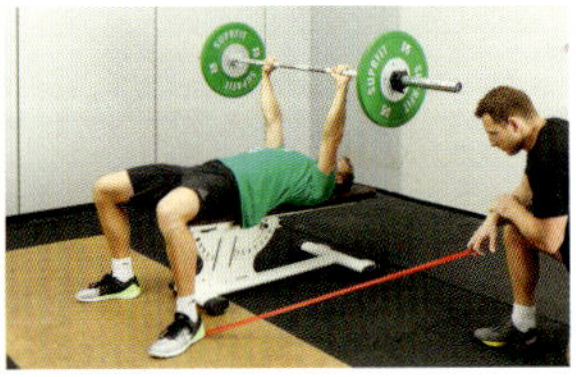
In der Druckphase ist das Hohlkreuz zu stark ausgeprägt 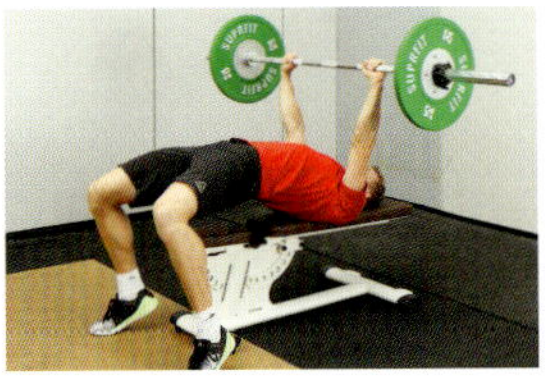	Der Bauch ist in der Druckphase angespannt und der Rücken liegt flach auf der Bank	Gummiband unter den Rücken legen und straff halten 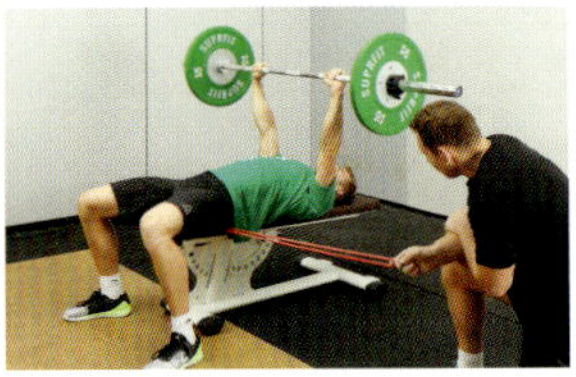
Hantel wird am unteren Umkehrpunkt mit dem Brustkorb abgefedert 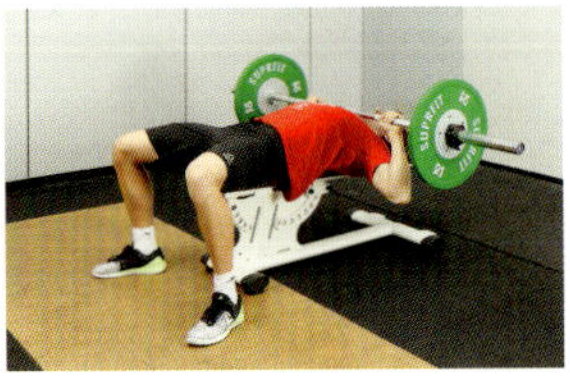	Hantel wird kontrolliert auf die Brust abgelassen und wird vom Brustkorb weggedrückt	Hantel ruht für zwei Sekunden am unteren Umkehrpunkt 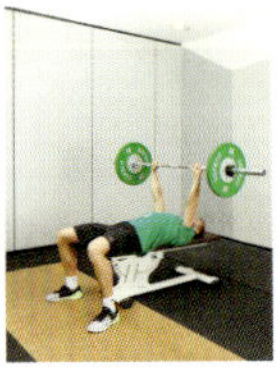 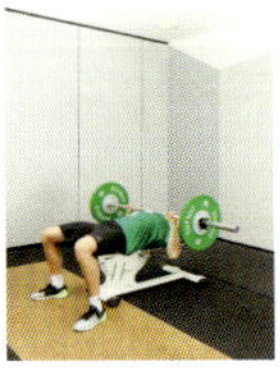
Hantel wird in der Druckphase in einem leichten Bogen nach oben hinten geführt 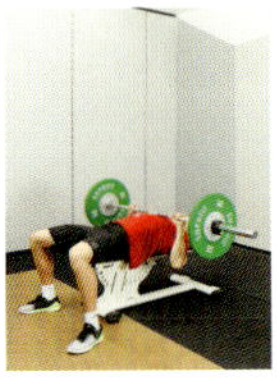 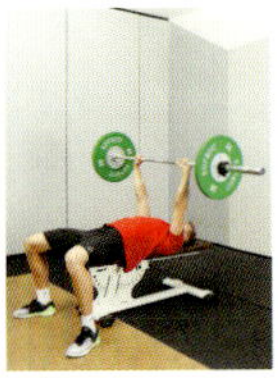	Hantel wird gerade nach oben gedrückt	Stab vor den Sportler stellen, kurz unter Brusthöhe 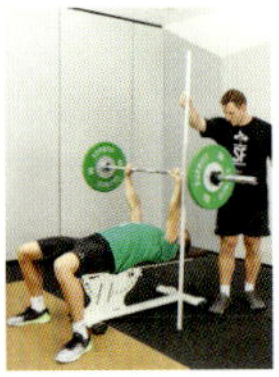 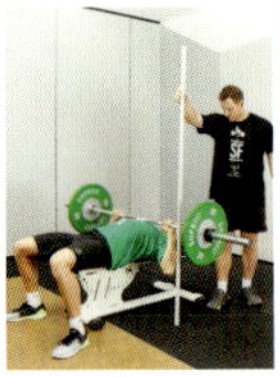

1.8 INTERVIEWS MIT MIRIAM WELTE UND PATRICK LANGE – BEIDE TRAINIEREN MIT DEN AUTOREN

MIRIAM WELTE – MEHRFACHE WELTMEISTERIN

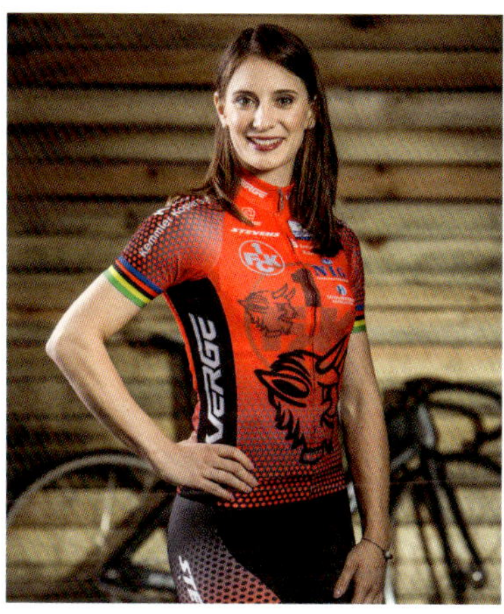

Miriam Welte ist eine deutsche Bahnradsportlerin, Olympiasiegerin und mehrfache Weltmeisterin. Sie ist Polizeikommissarin bei der Landespolizei Rheinland-Pfalz und tritt für den 1. FC Kaiserslautern an. Dem Radsport gehört sie seit 2001 an und hat dort national und international alles erreicht, was überhaupt möglich ist.

Miriam trainiert seit zwei Jahren mit dem Autor Christian Thomas. In einem Interview gab sie uns Einblick in ihr Training.

Miriam, gleich zu Beginn eine verrückte Frage: Wieso fährt man die Bahn gegen den Uhrzeigersinn?

Es ist wie in der Leichtathletik auch. Man rennt dort auch gegen den Uhrzeigersinn. So ist es bei uns im Bahnradfahren auch. Woher das kommt, kann ich jetzt eigentlich gar nicht sagen. In jedem Fall ist es ein komisches Gefühl, wenn man anders rumfährt, also im Uhrzeigersinn. Das machen wir manchmal im Training.

Wie bist Du denn überhaupt zum Radsport gekommen? Vor allem, zum Bahnradfahren. Das ist ja keine alltägliche Sportart.

Ich habe mit 14 Jahren angefangen mit dem Radsport. Mein Stiefvater ist Radsporttrainer. Dadurch war ich bei den Wettkämpfen oft dabei. Das hat mir dann so gut gefallen, dass ich Lust hatte, das selbst auszuprobieren. In Deutschland fährt man in der U17 und U19 Straßen- und Bahnwettkämpfe. Auf der Bahn war ich erfolgreicher als auf der Straße, ich stand regelmäßig auf Podium. Dadurch war schnell klar, dass ich Bahnradfahrerin werde.

Wie war das zu Beginn, als Du mit dem Radsport angefangen hast. Hattest Du da von Anfang an das Gefühl, dass das etwas richtig Großes werden könnte?

Überhaupt nicht. Ich hatte es ja angefangen, weil es so viel Spaß gemacht hat. Natürlich habe ich mich schon immer sehr gerne bewegt. Auch als Kind und als Jugendliche war ich sehr sportlich, das schon. Es war diese große Freude an dieser Sportart, dass ich da so ambitioniert war und immer noch bin.

Ist das Radfahren grundsätzlich eine verletzungsanfällige Sportart?

Nein, eher nicht. Beim Radfahren hat man eine geführte und runde Bewegung. Muskelverletzungen kennen wir nicht. Wir haben auch keinen großen Fremdkontakt wie zum Beispiel im Fußball, wo man durch den Gegner durchaus verletzt werden kann. Natürlich kann es sein, dass man mal im Wettkampf durch einen Sturz körperlich beeinträchtigt wird. Aber das ist eher selten der Fall.

Was sind Deine Rituale vor dem Rennen?

Ich höre den Song „Eye of the Tiger“. Das ist zwar ein sehr typisches Lied bei vielen Sportlern, aber dadurch komme ich in einen Flow. Direkt vor dem Start klopfe ich mir auf die Brust, quasi als Motivation, als Ritual, dass es jetzt los geht. Und ich sage zu mir selbst: „Du kannst es, du schaffst es!“

Auf Deiner Homepage steht „Lieblingsessen Käsespätzle mit Sauerkraut“. Passt das überhaupt in deinen Ernährungsplan?

Ja, grundsätzlich schon, es sind ja darin viele Kohlenhydrate enthalten. Ich esse jetzt nichts Spezielles. Klar habe ich mit einem Ernährungstrainer zusammengearbeitet und meine Essgewohnheiten analysiert. Aber im Grunde esse ich ausgewogen und gesund, so, wie sich jeder andere Mensch auch ernährt, der darauf Wert legt. Ich nehme halt genug Eiweiß zu mir, esse Fleisch und Gemüse. Und vor allem nichts Süßes, das tut dem Körper ja auch nicht gut.

Welches Ansehen genießt das Bahnradfahren in Deutschland? Im internationalen Vergleich?

Wir haben in Deutschland durchaus eine starke Lobby. Sind ja eine sehr erfolgreiche Nation im Bahnradfahren. Bei nahezu allen olympischen Spielen stehen wir auf dem Podest. In Peking, Athen, Atlanta, Sydney, überall gab es Medaillen für die Deutschen. Die größte Lobby erfährt das Bahnradfahren jedoch in England. Dort ist bei

Wettkämpfen sogar die königliche Loge besetzt und man findet im Zuschauerraum auch international bekannte Sänger und Persönlichkeiten.

Wie sieht es denn mit Sponsoren aus?

Sponsoren sind schwierig zu bekommen. Das geht hauptsächlich über persönliche Kontakte. Ich habe ein paar Sponsoren, das sind Leute, die mich mögen, mich unterstützen und an mich glauben. Man muss jedoch dabei selbst die Initiative ergreifen und hoffen, dass man jemanden findet. Meine Radbekleidung bekomme ich über einen Sponsor aus Mühlheim. Das Bahnrad wird von der Nationalmannschaft gestellt, das gehört mir nicht und ich muss es auch wieder zurückgeben. Das Straßenrad kommt von einem Sponsor. Das Rad, das ich im Training benutze, ist momentan ca. fünf Jahre alt. Im Wettkampf fahren wir mit neuen Rädern, die nur für den Wettkampf ausgepackt werden. Nach einiger Zeit werden diese dann unsere Trainingsräder. Alles, was ich für den Kraftsport brauche, muss ich selbst finanzieren.

Seit wann arbeitest Du mit Christian zusammen?

Seit zwei Jahren. Christian schreibt die kompletten Pläne für mein Krafttraining. Ich habe jede Woche Kontakt zu ihm, erzähle ihm dann, was gut, was schlecht gelaufen ist. Daraufhin werden die Pläne entsprechend angepasst und verbessert. Er ist häufig auch im Training dabei, er korrigiert dann die Technik und setzt neue Impulse. Pro Woche lege ich zwei bis drei Einheiten à 60-90 Minuten an Krafttraining ein. Christian motiviert mich sehr, er pusht mich und gibt mir ständig neue Ziele. Die Zusammenarbeit mit ihm ist für mich extrem wertvoll.

Was war Deine Motivation, mit Christian zu trainieren?

Ich bin ja nun bereits eine ältere Sportlerin und kenne mittlerweile alle Arten und Facetten des Trainings. Mit Christian wollte ich neue Reize ins Training bringen. Im Krafttraining hatte ich mich nicht mehr weiterentwickelt. Dabei ist dann der Gedanke entstanden, extern Hilfe hinzuzuziehen. Das war dann der Christian.

Was hat sich seither durch das Training verändert?

Ich habe ganz andere Übungen in mein Krafttraining eingebaut, Vieles umstrukturiert und neu geplant. Das war ein sehr guter Schritt. Ich kann inzwischen viel mehr Druck auf die Pedale ausüben.

Wenn ich im Krafttraining die vorgegebenen Gewichte umsetzen kann, dann habe ich eine gute Vorbereitung und weiß dann auch genau, dass ich auf der Bahn die und die Zeiten fahren kann. Das gibt mir Selbstvertrauen.

Hast Du überhaupt noch Ziele? Du hast ja bereits alles erreicht ...

Ja, das stimmt. Sportlich gibt es keine Steigerung mehr. Jedoch bleiben die Ziele, ich möchte eine gute Zeit fahren und die immer wieder verbessern. Mir macht es großen Spaß, mich immer wieder durchzusetzen und letztendlich eine Medaille zu holen.

Um mich weiterhin zu motivieren, versuche ich, an den nächsten Wettkampf zu denken. Ich stelle mir dann visuell vor, wie ich auf das Podest gehe. Das treibt mich an.

Ich bin ja Sprinterin. Dabei ist die Sprintfähigkeit das erste, das nachlässt. Bei Frauen früher als bei Männern wegen des Testosterongehalts. Im Moment geht alles gut, ich fühle mich gut und kann meine Leistung abrufen. Jedoch denke ich nur von Jahr zu Jahr, entscheide jedes Jahr erneut, wie es weitergeht.

Dein Leben klingt so, als ob jede Sekunde ausgefüllt wäre. Hast Du eine Chance, Dinge außerhalb des Sports zu machen?

Mein Leben erfordert eine sehr gute Planung, dadurch bleibt dann ab und zu schon etwas Zeit für andere Dinge. Ich reise sehr viel, vier bis fünf Monate pro Jahr, im olympischen Jahr sind es sechs bis sieben Monate. Familie und Freunde sind dabei mein Backup.

Auf Deiner Homepage steht, dass Du Polizeikommissarin bist. Übst Du diesen Beruf aktuell aus?

Ja, ich bin in der Sportfördergruppe beim Land Rheinland-Pfalz. Vor vier Jahren habe ich mein Studium abgeschlossen und bin verbeamtet. Natürlich bin ich freigestellt vom Dienst, das Training zählt wie Arbeitszeit. Jedoch mache ich im Jahr vier Wochen Praktikum, um den Kontakt zur Polizei nicht zu verlieren und auf dem Laufenden zu bleiben.

Was ist das Besondere an Dir?

Ich bin sehr zielstrebig, weiß, wo ich hin will. Und ich weiß, was ich tun muss im Training, um meine Ziele zu erreichen. Dieser Charakterzug hat sich im Laufe der Zeit und mit den ganzen Erfolgen noch verstärkt. Ich bin bodenständig geblieben. Meine Oma hat immer zu mir gesagt: „Bleib auf dem Boden und erinnere dich, wo du herkommst." Dieser Satz hat mich sehr geprägt. Ich denke, ich bin das ganz normale Mädchen von nebenan.

Vielen Dank, Miriam, für Deine Offenheit und das sehr angenehme Interview.

Weiterhin viel Erfolg!

www.miriamwelte.de

PATRICK LANGE – IRONMAN SIEGER HAWAII 2017

Patrick Lange ist ein deutscher Triathlet. Der heute 31-Jährige kommt ursprünglich aus dem Radsport, hat bereits im Alter von 14 Jahren die Deutsche MTB U15-Meisterschaft gewonnen. Daran schlossen sich mehrere Jahre im German MTB Cup sowie im NRW Cup an, bis er schließlich mit 17 Jahren mit dem gezielten Training für den Triathlon begann. Zahlreiche Titel folgten auch hier und im Oktober 2012 begann Patrick mit seiner Profi-Karriere.

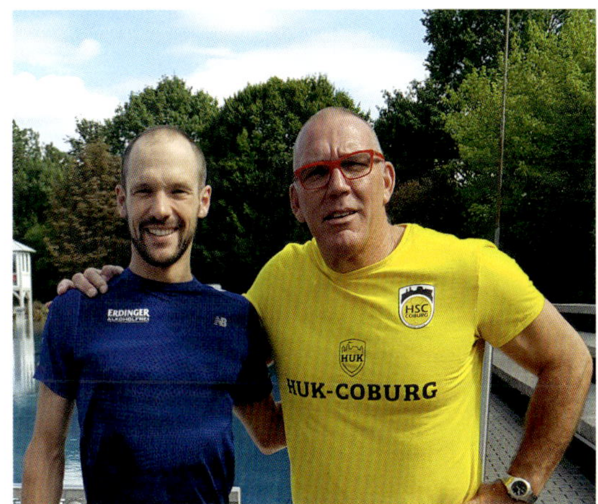

Patrick trainiert seit ein paar Monaten mit dem Autor Martin Zawieja. In einem Interview verriet uns Patrick Details zu seinem Training.

Welche Distanz im Triathlon machst Du?

Grundsätzlich bin ich ein Iron Man-Athlet: 3,86 km Schwimmen, 180,2 km Radfahren und 42,195 km Laufen. Diese Disziplin wird jedoch nicht so häufig im Jahr angeboten. Zur Ergänzung nehme ich noch an Wettbewerben über die olympische oder Kurzdistanz (1,5 km Schwimmen, 40 km Radfahren, 10 km Laufen) sowie die Mitteldistanz (2,0 km Schwimmen, 90,0 km Radfahren, 21,1 km Laufen) teil.

Was war Dein größter Erfolg bisher?

Vor ein paar Wochen wurde ich Weltmeister auf Hawaii. Das ist für einen Triathleten das Maximum. Außerdem habe ich mit 08:01:40 Stunden den neuen Kona Streckenrekord aufgestellt. Ich bin immer noch geflasht von meinem Sieg und der überwältigenden Stimmung vor Ort. Es war für mich äußerst beeindruckend und ich genieße die sich daran anschließende Publicity in vollen Zügen.

In 2016, der ersten Saison meiner Spezialisierung auf den Ironman, belegte ich auf Hawaii den 3. Platz und stellte mit 2:39:45 nach 27 Jahren gleichzeitig einen neuen Rekord über die Laufstrecke auf.

Vergangenes Jahr konnte ich außerdem die Nordamerikanische Meisterschaft gewinnen und lief auch dort mit 2:40:01 den Laufstreckenrekord.

Was sind Deine Rituale vor bzw. beim Triathlon?

Es gibt keine spezielle Routine, der ich vor dem Wettkampf folge. Lediglich bei der Erwärmung und beim Essen passe ich auf. Die Nahrungszufuhr bildet hierbei die entscheidende Stellschraube. Über acht Stunden eine konstante Energiezufuhr zu haben, ist extrem schwierig vom Magen her. Deshalb beschränke ich mich auf rein flüssige Nahrung in Form von Gels, Cola und Iso-Getränken. Dabei kann ich den Energiebedarf genau berechnen und riskiert keine körperlichen Ausfälle. In jedem Fall keinerlei feste Nahrung. Das ist wichtig.

Seit wann arbeitest Du mit Martin zusammen?

Die Zusammenarbeit zwischen Martin und mir besteht seit etwas mehr als drei Monaten. Meine Freundin hatte Martin auf einem Seminar kennengelernt und hat ihn gefragt, ob er sich vorstellen könne, einen Triathleten zu unterstützen. Dadurch ist dann die Idee entstanden, eine Trainings-Kooperation mit Martin einzugehen.

Was war Deine Motivation, mit Martin zu trainieren?

Schon länger hatte ich mit dem Gedanken gespielt, strukturierte Kraftübungen in meinen Trainingsablauf einzubauen. Im reinen Triathlon-Training kommt dies zu kurz. Mir war es wichtig, hier keinen Bodybuilder hinzuzunehmen. Martin kommt aus dem Sport des Krafttrainings, er war selbst lange Zeit sehr erfolgreicher Gewichtheber, er ist ein Profi und kann sich dadurch auch in mich reinversetzen und mit mir jene Übungen durchführen, die mich im Triathlon unterstützen. Für Martin ist diese Art der Betreuung auch Neuland. Ich habe mich nun mit ihm verschiedentlich getroffen und er hat mir einen sehr spezifischen und strukturieren Kraft-Trainingsplan entworfen. Da ich mich aktuell in der Hochsaison der Wettkämpfe befinde, liegt der Trainings-Fokus momentan auf der Technik. Erst im Winter, also außerhalb der Saison, werden dann spezielle Muskelgruppen in Angriff genommen.

Was hat sich seither durch das Training verändert?

Das Krafttraining hilft mir, über eine Periodisierung zu verfügen. Ich kann mit einem speziell auf meine Bedürfnisse ausgearbeiteten Trainings-Plan sehr gezielt arbeiten und genau dort ansetzen, wo es absolut notwendig ist. Die vorgegebene Struktur im Ablauf unterstützt meine Disziplin. Ich weiß genau, mit welchem Gewicht ich welche Anzahl an Wiederholungen machen darf. Das war vorher meist sehr schwer einzuschätzen. Mit Martin habe ich da jetzt einen Vollprofi, den ich sehr schätze.

Wie viele Stunden pro Woche trainierst du?

Insgesamt trainiere ich 25 bis 35 Stunden pro Woche. Also Schwimmen, Radfahren und Laufen. Aufgrund der langen Intervalle nimmt dabei natürlich das Radfahren den größten Anteil ein. Das Krafttraining umfasst drei Mal pro Woche ca. 60-90

Minuten. Meist kombiniere ich eine Einheit Krafttraining mit einer Ausdauereinheit: 90 Minuten Kraftraum, anschließend Laufen, Radfahren oder Schwimmen, je nach Bedarf.

Welche der drei Sportarten macht am meisten Spaß?

Grundsätzlich mache ich alle drei Sportarten sehr gerne. Sonst könnte ich auch keinen Triathlon bestreiten. Aber so ganz tief in mir drin mag ich das Radfahren am liebsten. Obwohl ich beim Laufen die größten Erfolge habe.

Welchen Rat würdest Du Neueinsteigern im Triathlon geben?

Das hängt natürlich sehr stark von den individuellen Bedürfnissen und Zielen ab. Auch Einsteiger sollten frühzeitig mit Kraftübungen arbeiten, schon alleine, um Verletzungen vorzubeugen. Durch das Laufen ist man anfällig für Verletzungen. Nur wer einen funktionierenden Körper hat, bleibt davon verschont. Außerdem unterstützt das Krafttraining natürlich die Performance im Triathlon und man erzielt bessere Ergebnisse. Es ist also absolut unabhängig vom jeweiligen Niveau des Sportlers. Krafttraining sollte jeder machen.

Was zeichnet Martins Training aus?

Martin inspiriert durch sein vielschichtiges Denken. Er versetzt sich spezifisch in die Sportart, bei mir also in den Triathlon, und analysiert dabei, was man speziell an Übungen benötigt. Aufgrund seiner Vergangenheit als Profi-Sportler und Olympia-Teilnehmer weiß er eben genau, welche Reize man im Kraftsport braucht, um persönlich weiterzukommen. Diese setzt er dann in Plänen um. Im engen Austausch mit Martin kann ich die Pläne und Übungen jederzeit an meine Bedürfnisse anpassen und habe somit immer die maximale Betreuung. Außerdem ist Martin ein total netter Mensch, der einen motiviert und zugleich großen Spaß am Training vermittelt. Das ist – gemessen an Quantum und Intensität meiner Trainingseinheiten – sehr wichtig.

Kann man sagen, dass sich durch das Krafttraining die mentale Ebene verändert?

Durchaus. Bereits jetzt nach drei Monaten merke ich, dass ich beispielsweise beim Radfahren mehr Druck auf die Pedale ausüben kann. Das gibt mir das Gefühl, mehr Kraft zu haben und schlägt sich sehr positiv auf meine Psyche nieder. Es gibt mir mehr Selbstvertrauen und Stärke.

Was ist Dein größtes Ziel?

Mein größtes Ziel ist, am 14. Oktober auf Hawaii beim Ironman als Erster durchs Finish zu gehen. Das sind meine Motivation und mein Antrieb für das Training.

Was ist das Besondere an Dir?

Ich kann von mir sagen, dass ich mental sehr belastbar bin. Ich kann extrem ausdauernd sein und mich gut in Situationen festbeißen. Aufgeben gibt es nicht. Ich kann mich sehr gut quälen und dabei über das Limit gehen. Jederzeit das Ziel im Fokus.

Vielen Dank, Patrick, für den sehr interessanten und persönlichen Einblick.

Weiterhin viel Erfolg!

www.patrick-lange.org

1

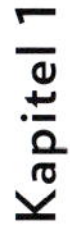

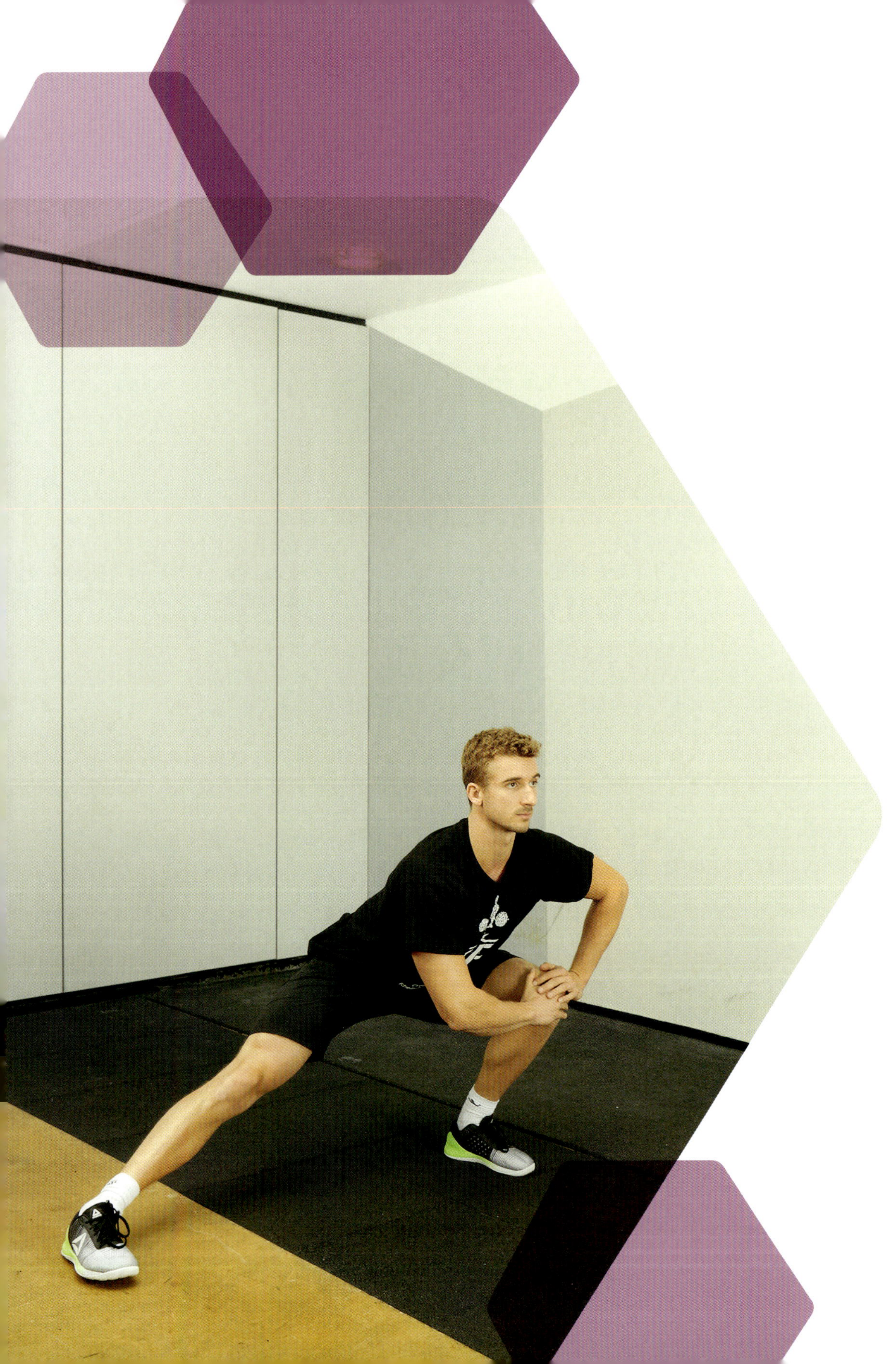

Mobilitäts- und Stabilisationsübungen für Schlüsselpositionen

2

Der Einsatz der Langhantelübungen ist abhängig von einer sehr guten Körperhaltung in verschiedenen Grundpositionen. Langhantelathletik hat im Rahmen der Langhantelathletikschule dominante „Fehlstellungen" in den Schlüsselpositionen der Kniebeugevarianten, des Kraftdrückens und des Kreuzhebens lokalisiert und kleine Trainingstipps für eine verbesserte Position auf den Weg gebracht. Dieser Übungskatalog beinhaltet spezielle Bewegungen zur Verbesserung der Mobilität und Stabilität. Diese Hilfestellungen sollten individuell mindestens 3-4 Mal pro Woche in das Warmup des Trainings integriert werden und belegen dabei maximal 10-15 Minuten des Aufwärmprogramms. Eine grundlegende Verbesserung der Bewegungsqualität ist nach mindestens vier Wochen zu erwarten.

Der Weg zur optimalen ...					
Übung	**Hockposition**	**Startposition enger/ breiter Griff**	**Überkopfposition breiter Griff**	**Position: Schulter-Ellenbogen-Handgelenk enger Griff**	**Überkopfposition enger Griff**
Kniebeuge hinten	●				
Kniebeuge vorne	●			●	
Reißkniebeuge	●		●		
Pistols	●				
Kreuzheben		●			
Kraftdrücken				●	●
Schwungdrücken				●	●

2.1 DER WEG ZUR OPTIMALEN HOCKPOSITION

Seitlicher Sitz 2 x 5 je Seite		Breitbeinig stehend. Langsam nach rechts und links auf ein Bein absitzen. Oberkörper bleibt aufrecht. Hüfte nicht nach hinten ausweichen.
Dehnung Achillessehne 2 x 5 je Seite		Vierfüßlerstand (Bärenposition), wechselseitig links und rechts versuchen, die gesamte Fußfläche Richtung Boden zu bewegen. Dynamische Dehnung.
Einbeinhocksitz an der Wand 2 x 30 Sek. pro Seite		Mit einer Einbeinkniebeuge in die tiefste Hockposition. Das andere Bein ist gestreckt. Rücken an der Wand. Vollständiger Kontakt der Fußfläche auf dem Boden. Die Ferse des gebeugten Beines sollte in der Dehnung immer etwas näher an die Wand bewegt werden.
Schienbein-aktivierung 2 x 10		Aufrecht sitzend gegen den Widerstand des Partners die Fußheber zum Körper ziehen. Wieder entspannen und wieder anziehen.
Hantel auf dem Oberschenkel 2 x 5 je Seite		In der tiefen Hockposition Hantel oberhalb Knie ablegen. Das Knie bewusst nach vorne schieben. Der Fuß darf in den Zehenstand nach vorne geführt werden. Dann Seitenwechsel.

2.2 DER WEG ZUR OPTIMALEN STARTPOSITION - ENGER UND BREITER GRIFF

Rückführung in die Startposition 2 x 8		Hantel in Hüfthöhe, schmale und breite Griffposition. Schulterblätter angespannt. Der Sportler führt die Hantel (dicht am Körper) langsam mit geradem Rücken am Oberschenkel zurück bis zum Boden. Abbruchkriterium ist ein Spannungsverlust im gesamten Rücken.
Rudern vorgebeugt 2 x 10		Hantel oberhalb der Knie, der Rücken ist gerade, die Beine leicht gebeugt. Blick schräg nach vorn. Im Kammgriff wird die Hantel nun am Oberschenkel entlang bis zur Hüfte gezogen. Die Ellenbogen bleiben eng am Körper.
Bridging mit einem Bein in der Luft 2 x 5 je Seite		Rückenlage, die Hände neben dem Körper. Ein Bein angestellt, das andere Bein gestreckt. Das gestreckte Bein wird 45° zum Boden angehoben. Die Schultern bleiben auf dem Boden, dann Wechsel. Die Aktivierung im Gesäß sollte spürbar sein.
Langer Ausfall-schritt im Kniestand 2 x 5 je Seite		Ausfallschritt mit Knie auf dem Boden, die Arme senkrecht über dem Kopf. Das vordere Bein nach vorne schieben, bis 90° zum Boden (Oberkörper ebenfalls 90°). Das hintere Bein weiter nach hinten ausstrecken.

Schulterblatt ziehen 2 x 10	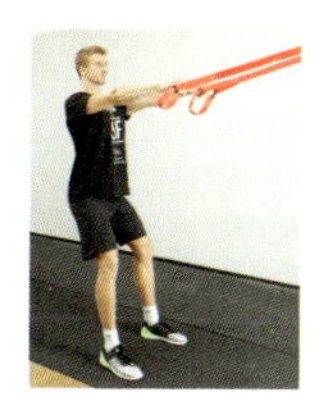 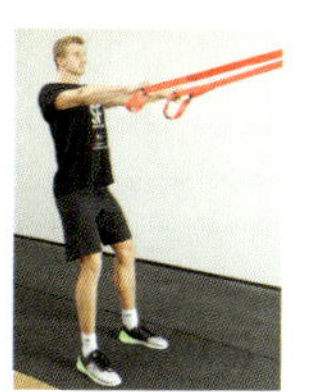	Körper 60° zum Boden, die Arme sind und bleiben gestreckt. Nur die Schulterblattmuskulatur wird angespannt und die Schulterblätter ziehen sich zusammen. Die Bewegung ist nur minimal.

2.3 DER WEG ZUR OPTIMALEN ÜBERKOPFPOSITION BREITER GRIFF

Durchschultern 2 x 10	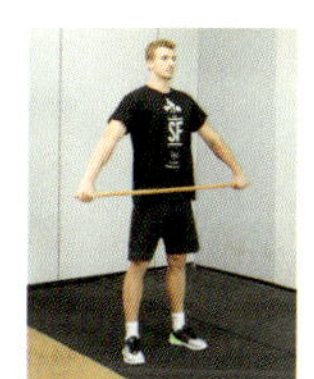 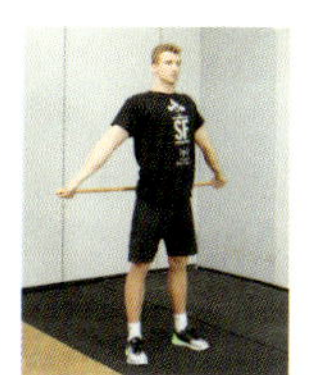	Stab in der Hüfte, mit gestreckten Armen über den Kopf bis zum unteren Rücken führen. Achtung sehr breit und locker beginnen, dann die Griffbreite etwas verkleinern.
Gymnastikball an der Wand 2 x 10	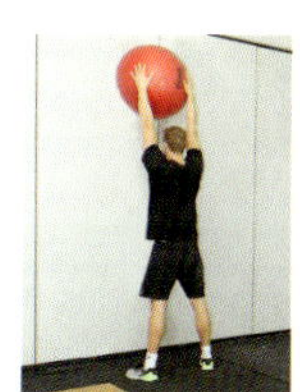 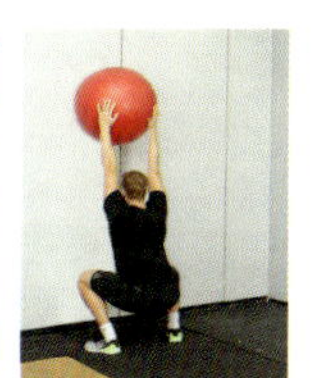	An der Wand stehend durch Beugen im Knie- und Hüftgelenk langsam in die Hocke setzen. Die gesamte Fußfläche muss auf dem Boden bleiben. Tiefe langsam steigern. Entfernung zur Wand verkleinern.
Around the World 2 x 30 Sek.	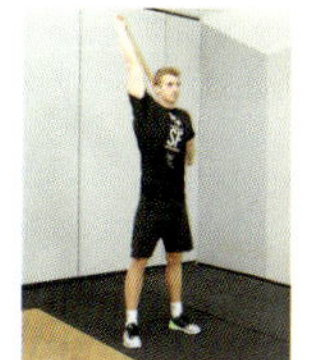	Stab im breiten Griff, ausgestreckte Arme um den Kopf herum bewegen. Langsame Bewegungsausführung.

Butterfly auf der Bank 2 x 8	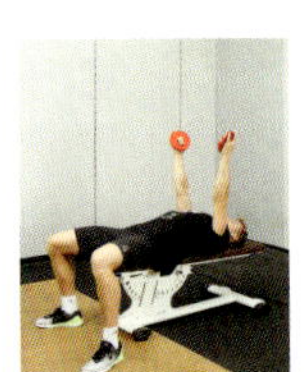 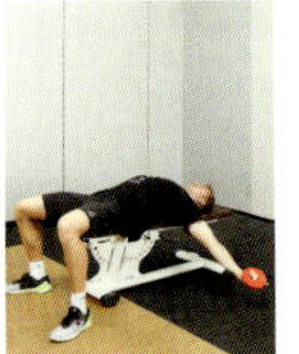	Auf dem Rücken liegend. Gestreckte Arme nach außen führen. Achtung! Arme müssen in der Verlängerung der Brust seitlich geführt werden, damit der exzentrische Dehnreiz auch in der Brustmuskultur ankommt. Dann werden die Arme senkrecht über den Kopf zusammengeführt.
Nackendrücken in der Halbhocke 2 x 5	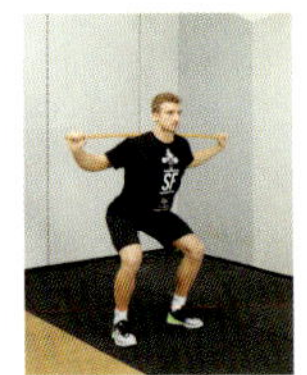 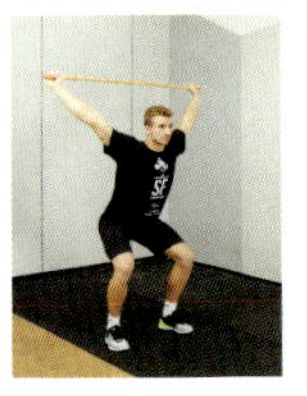	In der Halbhocke stabil sitzend. Oberkörper aufrecht, Füße bleiben auf dem Boden. Kopf geradeaus. Der Stab wird senkrecht nach oben gedrückt.

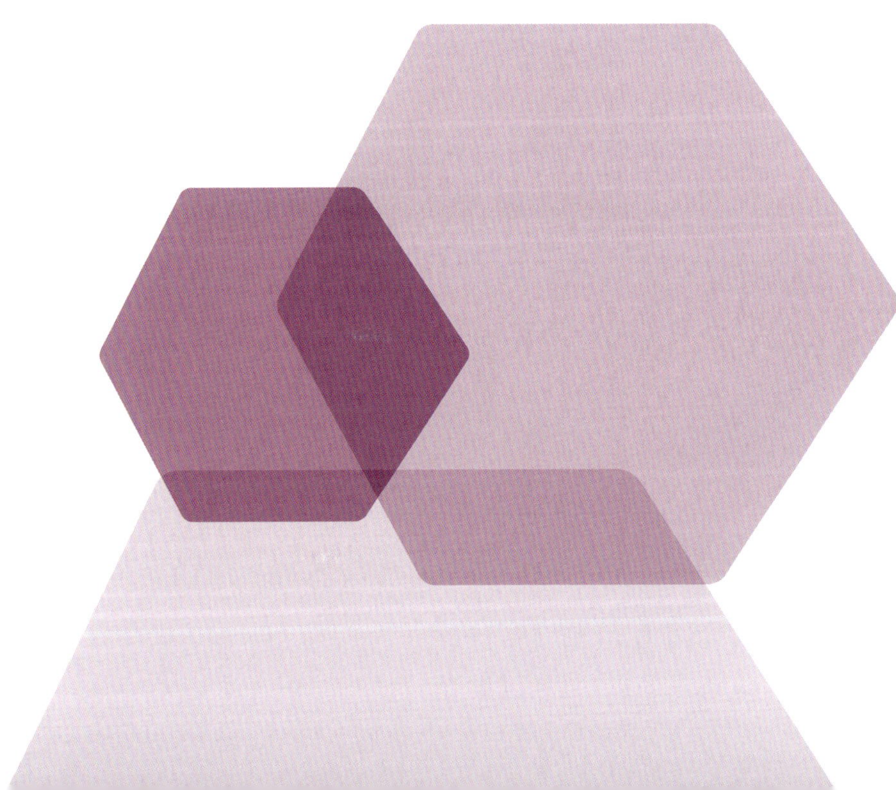

2.4 DER WEG ZUR OPTIMALEN POSITION: SCHULTER-ELLENBOGEN-HANDGELENK ENGER GRIFF

Kraftdrücken rückwärts 2 x 5		Hantel in der Endposition langsam zurückführen. Nah am Kopf vorbei. Ab Stirnhöhe die Handgelenke langsam eindrehen, bis die Hantel auf den Schlüsselbeinen liegt.
Partnerübung mit Stab 2 x 30 Sek.		Passive Dehnung. Stab auf den Schultern ablegen. Der Partner drückt gleichzeitig den Stab in Richtung Schultern und drückt mit den Unterarmen gegen die Ellenbogen nach oben.
Eindrehen an der Hantel 2 x 5 je Seite		Hantel auf den Schultern. Wechselndes, lockeres Eindrehen der Ellenbogen nach vorne. Langsame und kontinuierliche Bewegung.
Ellenbogen an die Wand 2 x 20 Sek. pro Seite		Ellenbogen zeigen nach oben. Latissimus an die Wand drücken. Langsame Ausführung. Dehnreiz im Trizeps spüren.

Vierfüßlerstand, Hände rückwärts 2 x 20 Sek. pro Seite	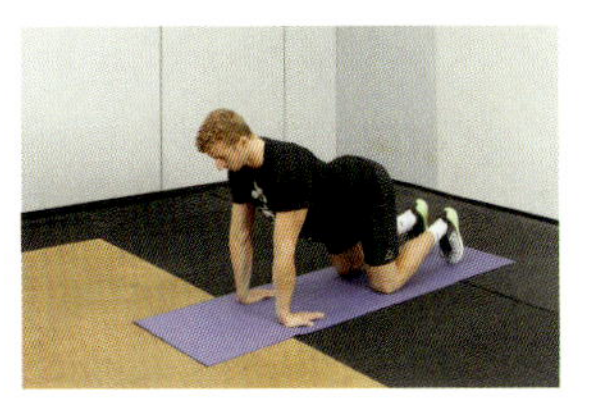	Vierfüßlerstand, Hände zum Körper eingedreht. Leichte Gewichtsverlagerung von der rechten zur linken Hand und beidseitig nach vorne.

2.5 DER WEG ZUR OPTIMALEN ÜBERKOPFPOSITION - ENGER GRIFF

Mobi Wall Ball an der Wand 2 x 10		An der Wand stehend durch Beugen im Knie- und Hüftgelenk langsam in die Hocke setzen. Die gesamte Fußfläche muss auf dem Boden bleiben. Tiefe langsam steigern. Entfernung zur Wand verkleinern.
Kopf durch die Arme 2 x 30 Sek.		Schulterbreiter Stand. Die Hände auf dem Kasten aufgelegt. Den Kopf langsam aktiv zum Boden bewegen.
Handstand 2 x 20 Sek.		Handstand an der Wand fixieren. Den Kopf entgegen der Wand nach vorne bewegen und halten.

Schulterdrücken 2 x 10	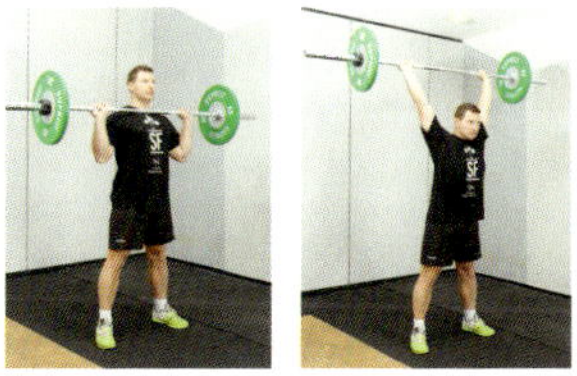	Hantel auf den Schlüsselbeinen und Schultern abgelegt. Die Ellenbogen zeigen nach unten. Die Hantel nah am Kopf vorbei leicht hinter den Kopf drücken. Von der Seite betrachtet, sieht man zuerst das Ohr und dann den Arm.
Frontheben 2 x 8	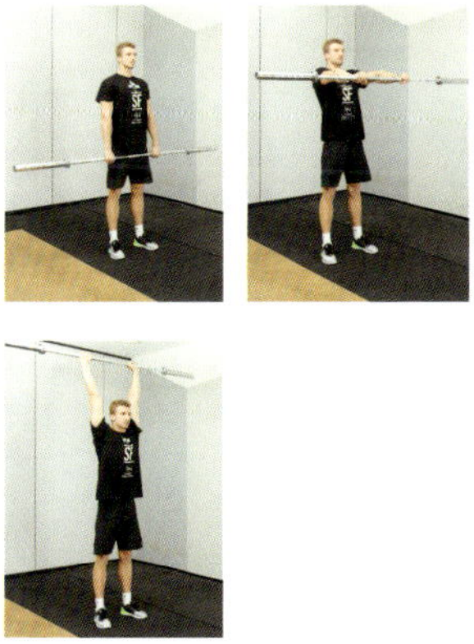	Hantel in Hüfthöhe mit gestreckten Armen über den Kopf führen. Nicht zu weit hinter dem Kopf und kein Hohlkreuz in der Endposition. Achtung! Langsame Rückführung könnte Muskelkater provozieren.

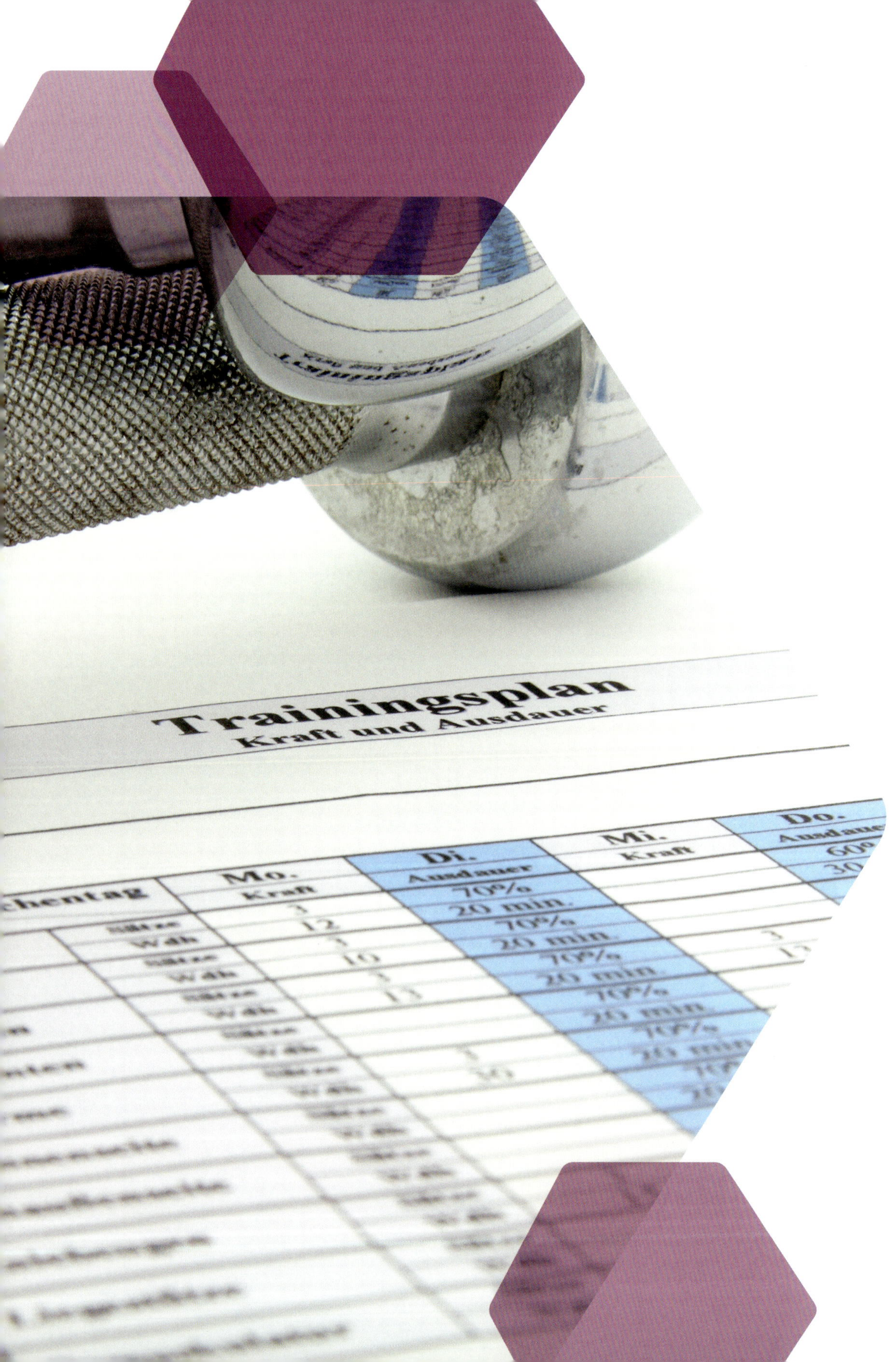
Trainingsplan
Kraft und Ausdauer
Mo.
Kraft
Di.
Ausdauer
Mi.
Kraft
Do.
70%
20 min.

3

Trainingsplanung für den Kraftbereich

3.1 TRAININGSPLANUNG IM EINZELNEN

3.1.1 Auswahl des Trainingsziels im Krafttraining

Die Auswahl des Trainingsziels ist die wichtigste Grundlage für eine Trainingsplanung. Was möchte mein Sportler verbessern? Bei der Analyse von Trainingsplänen können die Autoren beobachten, dass Trainingsziele nicht klar definiert sind. Das heißt, es werden häufig Ziele miteinander vermischt. Für eine erfolgreiche Planung ist das nicht immer zielführend. Sicher können durch einen geschickten Reizwechsel innerhalb einer langen Saisonplanung verschiedene Ziele für einen kurzen Zeitraum miteinander vermischt werden. Dies bedeutet den Einsatz des variablen Krafttrainings, also die Schnell- und Maximalkraft in einer Trainingswoche zu trainieren. Für eine intensive Ausprägung ist dieser Weg allerdings nicht empfehlenswert.

3.1.2 Maximalkraft

Die Maximalkraft ist die größtmögliche Kraftfähigkeit, die willkürlich gegen einen Widerstand ausgeübt werden kann. Sie tritt sowohl isometrisch als auch dynamisch (exzentrisch und konzentrisch) auf [3].

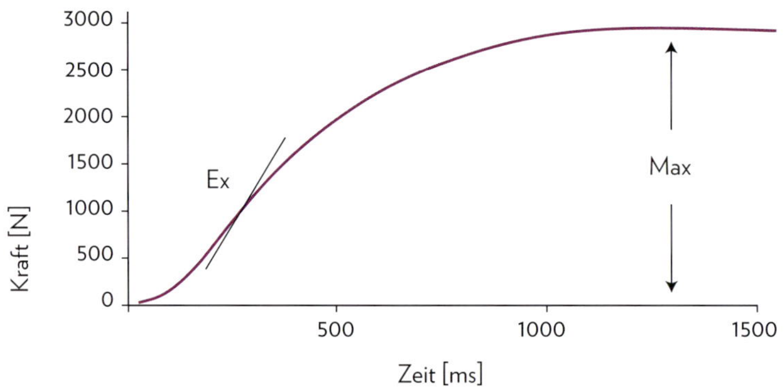

Abb. 3: Maximalkraft

3.1.3 Schnellkraft

Die Schnellkraft ist die Fähigkeit, in kürzester Zeit einen möglichst hohen Kraftstoß zu realisieren [3].

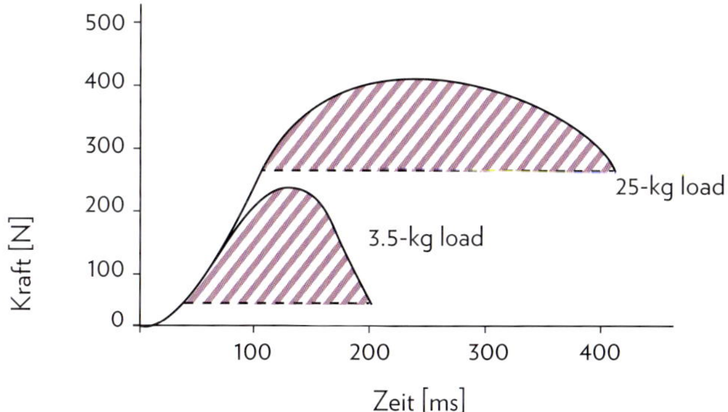

Abb. 4: Fig. 18.2 Force-time curves of concentric actions against different loads. The shaded areas describe the acceleration impulse, which is mainly due to the rate of force development (RFD) in lower loads and therfore faster movements. In higher loads the impulse is mainly determined by the maximum strength that can be exerted against this resistance.

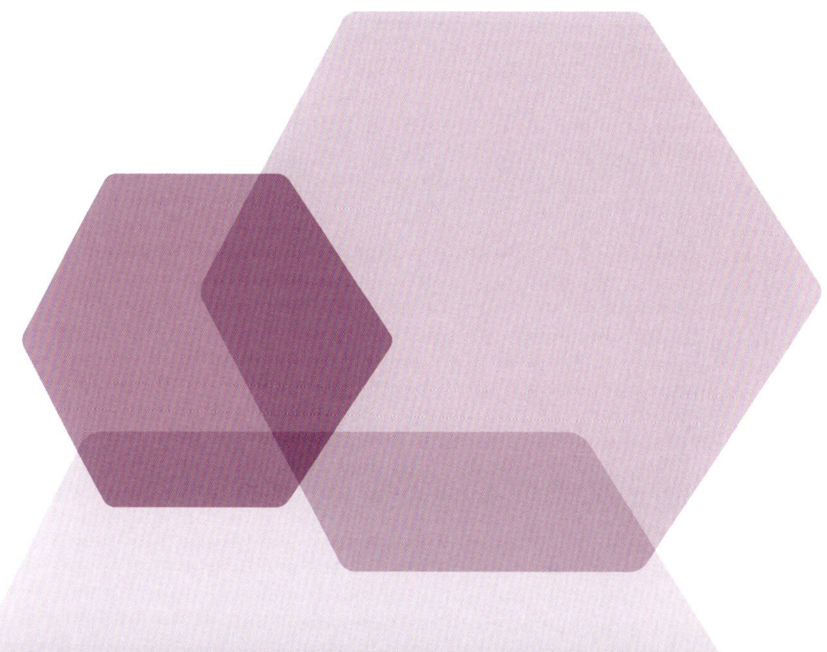

3.1.4 Kraftausdauer

Die Kraftausdauer ist die Fähigkeit, bei einer bestimmten Anzahl von Kraftstößen innerhalb eines definierten Zeitraumes die Verringerung der Kraftstöße möglichst gering zu halten [11].

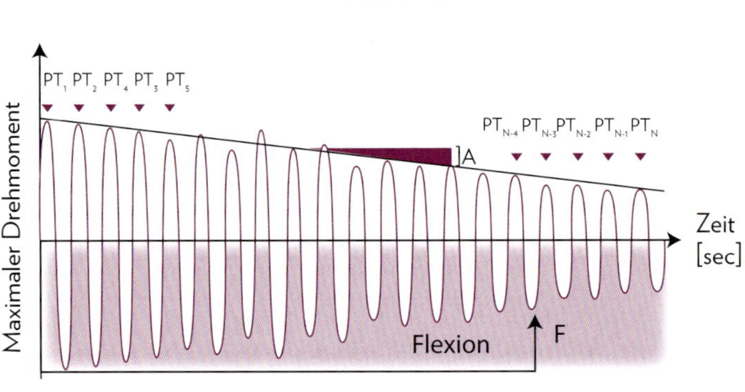

A	= Geradensteigung	$\frac{x\,(PT_{(N-4),N})}{x\,(PT_{1,5})}$	= Audauerquotient
W_{ges}	= Gesamtarbeit		
PT_N/PT_1	= Ermüdungsindex	F	= Zeit bei der PT_{max} = ½

Abb. 5: Verschiedene Möglichkeiten der Bestimmung der lokalen Ausdauerleitungsfähigkeit einer Muskelgruppe durch isokinetische Kraftmessungen am Beispiel der Flexion/Extension einer Scharnierbewegung mit einer Gesamtwiederholungszahl von 20 Bewegungen

3.1.5 Minutentraining

Das Minutentraining beschreibt eine Methode, die durch kurze Pausen geprägt, die metabolische Belastung von Serie zu Serie aufbaut. Der Sportler absolviert in einer Minute seine Serie mit 5-8 Wiederholungen und hat dann eine Pause bis zur nächsten vollen Minute. Das heißt, je länger der Sportler für seine Serie benötigt, desto kürzer die Pause. Eine optimale Vorbereitung auf das Crosstraining.

3.1.6 Relative Kraftausdauermethode

Bei dieser Methodik werden die Repetition Maximums festgelegt und der Sportler muss versuchen, neben den geforderten Mindestwiederholungen in jeder Serie eine bis vier Wiederholungen mehr zu erreichen. Dazu folgende Tabelle:

Trainingsübung und Belastung	Wiederholungszahl gefordert	Erhöhung der Wiederholungen
Kreuzheben 77 % (vom RM) 90 kg	9 (1)	1-3
Kniebeuge 67 % (vom RM) 75kg	12*	2-4

Die entscheidende Neuerung, was die Trainingsempfehlungen in diesem Buch betrifft, ist das Hybridtraining als Methode der Wahl im Crosstraining und nicht das klassische Kraftausdauertraining. Die Erfahrung der Autoren zeigt, dass einerseits die Anzahl der Wiederholungen viel zu hoch ist und somit die Belastung der Intensitäten viel zu niedrig gewählt werden. Im Ergebnis stellt dies keinen Übertrag auf die gewünschte Kraftausdauerfähigkeit dar. Oft wird dann einfach Ausdauertraining mit Zusatzlast durchgeführt. Andererseits eignen sich komplexe und anspruchsvolle Kraftübungen nicht für den Kraftausdauerbereich, weil der Qualitätsverlust viel zu groß ist. Das Hybridtraining lässt hingegen mehrere Komponenten zu, vergleichsweise hohe Wiederholungszahlen und adäquate Intensitäten.

3.1.7 Auswahl der Trainingsinhalte

Die Trainingsinhalte beschreiben die Auswahl der angewendeten Trainingsübungen. Welche Übungen ausgewählt werden, hängt stark vom Trainingsziel ab. Dazu ein Beispiel aus der Trainingspraxis: Die Trainingsübungen Kniebeuge oder Kreuzheben sind klassische Maximalkraftübungen und können bis zur Ausbelastung trainiert werden. Die olympischen Hebetechniken, wie das Reißen oder das Stoßen dagegen, sind Schnellkraftübungen und unterliegen strengen Bewegungs- und Geschwindigkeitsanforderungen. Das bedeutet, für die Autoren sind die olympischen Hebetechniken nur dann ein Trainingsinhalt, wenn die Qualitätsanforderungen erfüllt sind. Diese Anforderungen sind allerdings dem Schnellkraftziel zugeordnet und nicht dem Maximalkraftziel.

3.1.8 Auswahl der Trainingsmittel

Die Auswahl der Trainingsmittel kann sehr vielfältig sein. Ein Reizwechsel durch den Einsatz der Trainingsmittel hat sich in jedem Fall bewährt und wurde in den letzten Jahren durch die Industrie stark verfolgt. Dennoch muss man bei Betrachtung und Auswahl vorsichtig sein. Viele Trainingsmittel versprechen, mit geringem Aufwand viel Ertrag zu erzielen. Leider bewahrheiten sich diese Versprechungen nur sehr selten. Die wichtigsten Trainingsmittel für eine nachhaltige Leistungsentwicklung sind nach wie vor:

- Körpergewicht
- Langhantel
- Kurzhantel

3.1.9 Auswahl der Trainingsmethoden

Maximalkraftmethode, Hypertrophie

Belastungskonfiguration	Merkmal
Wochen	4-8
Trainingsziel	Verbesserung der Maximalkraft/ Muskelwachstum
Trainingshäufigkeit	2-3 Trainingseinheiten
Pause zwischen den Trainingseinheiten	Mind. 1-2 Tage
Intensitäten	60-85 %
Umfänge pro Übung	12-4 Wiederholungen
Sätze pro Übung	4-6
Pausen zwischen den Sätzen	1-3 Minuten
Anzahl der Übungen	4-5

Maximalkraftmethode, Intramuskuläre Koordination (IK)

Belastungskonfiguration	Merkmal
Wochen	4-6
Trainingsziel	Ausprägung der Maximalkraft
Trainingshäufigkeit	2-3 Trainingseinheiten
Pause zwischen den Trainingseinheiten	Mind. 1-2 Tage
Intensitäten	85-100 %
Umfänge pro Übung	4-1 Wiederholungen

Sätze pro Übung	5-7
Pausen zwischen den Sätzen	2-4 Minuten
Anzahl der Übungen	3-4

Dazu folgendes Belastungsprinzip aus dem Gewichtheben, das bereits seit über 30 Jahren erfolgreich praktiziert wird. Dieser Aufbau von einem großen zum kleinen Volumen mit fortlaufend ansteigenden Intensitäten hat immer noch die größten Erfolgsaussichten für eine Leitungssteigerung. Steht die Steigerung der Maximalkraft im Vordergrund, so muss der Fokus auf einer planmäßigen Leistungsentwicklung der beiden Belastungskomponenten Volumen und Intensitäten liegen. Andere Zielorientierungen, wie die Festlegung der Belastungskomponenten am aktuellen Leistungsstand, haben sich in der Maximalkraftentwicklung nicht durchsetzen können.

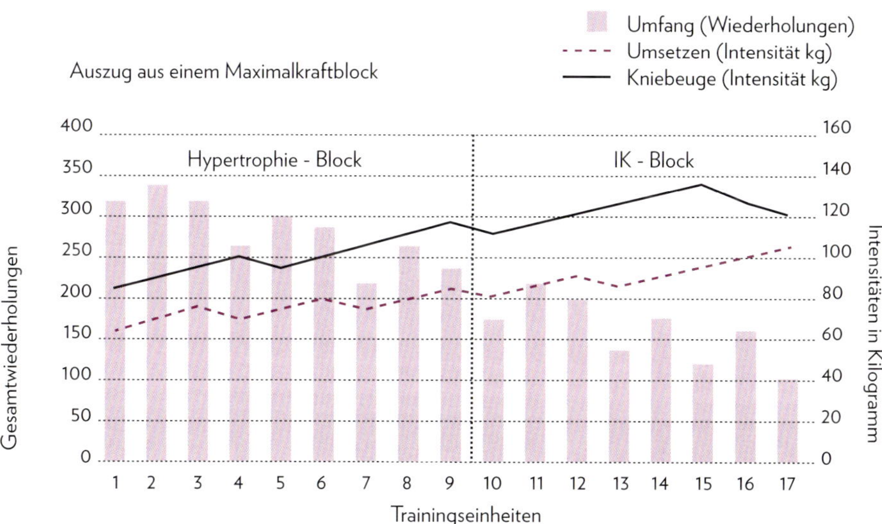

Abb. 6: Auszug aus einem Maximalkraftblock

Schnellkraftmethode

Belastungskonfiguration	Merkmal
Wochen	4-6
Trainingsziel	Verbesserung der Schnellkraft
Trainingshäufigkeit	2-3 Trainingseinheiten
Pause zwischen den Trainingseinheiten	Mind. 1-2 Tage
Intensitäten	50-80 %
Umfänge pro Übung	8-4 Wiederholungen
Sätze pro Übung	3-6
Pausen zwischen den Sätzen	2-4 Minuten
Anzahl der Übungen	2-3

Kraftausdauermethode

Belastungskonfiguration	Merkmal
Wochen	4-6
Trainingsziel	Verbesserung der Energiebereitstellungs-prozesse
Trainingshäufigkeit	1-3 Trainingseinheiten
Pause zwischen den Trainingseinheiten	Mind. 1-2 Tage
Intensitäten	50-70 %
Umfänge pro Übungskombination	9-15 Wiederholungen

Sätze pro Übung	4-6
Pausen zwischen den Sätzen	1 Minute
Anzahl der Übungen	3-5
Gesamtbelastungsdauer	20-45 Minuten

3.1.10 Umsetzung der Planung in das Training

Die verschiedenen Methoden in das Training einzubauen, ist eine große Aufgabe für den Trainer. Die Sportler müssen sich mit der Thematik des Krafttrainings auseinandersetzen. Das bedeutet für uns als Trainer, wir müssen dem Sportler mehr Bewusstsein für die gestellte Aufgabe vermitteln. Das ist ein Entwicklungsprozess, der mindestens sechs Monate dauert. Viele Beispiele in der Praxis zeigen, dass dem Krafttraining nicht genügend Sorgfalt beigemessen wird. Dazu ein Beispiel aus der Praxis: Eine Leichtathletin betritt nach einer intensiven läuferischen und allgemein muskulären Voraktivierung den Kraftraum. Die anspruchsvolle Aufgabe lautet, 3 x 3 Kniebeugen hinten mit 90 kg. Ohne einen einzigen Aufwärmversuch werden 90 kg aufgelegt und die Kniebeugen absolviert. Auf die Nachfrage, welchen Hintergrund diese Herangehensweise hat, werden mangelnde Zeit, nicht vorhandene Betreuung und ein niedriger Stellenwert in Bezug auf die Wichtigkeit angeführt. Blankes Entsetzen wird dem Autor entgegengebracht, als er fragt: „Was passiert, wenn ich Hochsprung machen möchte und meine Einstiegshöhe beträgt 2 m?"

3.1.11 Vom Volumen in die Intensität - ein Lernprozess

Beschreibt man die Anwendung von Trainingsübungen im Kraftbereich, so hat sich eine gewisse Hierarchie herauskristallisiert. Das Training von Krafttrainingsübungen sollte immer folgende Reihenfolge berücksichtigen:

- Qualität
- Umfang
- Intensität

Was beinhaltet diese einfache Darstellung?

Die Qualität der Trainingsübung erfolgt über einen Lernprozess und benötigt Zeit, die sorgfältig gewählt werden sollte. Die Autoren haben dazu eigens ein Lernphasenmodell für Langhantelübungen entwickelt. Dieses Modell basiert auf drei Phasen mit einer Dauer von jeweils sechs Wochen. Dieses insgesamt knappe halbe Jahr ist Voraussetzung für die nächste Stufe, die sich mit dem Umfang beschäftigt. In dieser Phase kommt das EMTL-Training (Einfach Mal Trainieren Lassen) zum Tragen. Nur wer die Trainingsübungen in verschiedenen Laststufen in einem entsprechenden Volumen trainieren kann, bringt die Disposition mit, auf die 3. Stufe der Intensitätssteigerung zu gelangen. Dazu folgende Tabelle:

Trainingsübung	Belastung	Intensitätstauglich
Kreuzheben	10 x 50 kg 8 x 60 kg 6 x 70 kg 4 x 80 kg	Ja
Kniebeuge	4 x 30 kg 3 x 40 kg	Nein

Zusammenfassend betrachtet müssen die Sportler lernen, mit viel Gewicht zu trainieren. Wie im Wenn-dann-Prinzip beschrieben, müssen die Trainer den Sportlern genügend Spielraum für diese Entwicklung geben.

Tab.: Entwicklungszeitraum zum ausgebildeten Athlet/in an der Langhantel

Inhalt	Zeitraum	Monate
Lernphasen	ca. 0,5 Jahre	1. – 6. Monat
Abschluss der Lernphasen		
EMTL	ca. 0,5 Jahre	6. – 12. Monat
Maximalkraft – Block trainieren	ca. 0,75 Jahre	12. – 21. Monat
Spezialmethoden	ca. 0,5 Jahre	21. – 27. Monat
→ ausgebildeter Athlet/in an der Lanhantel		

Hier ist das Internet nicht immer hilfreich. Erfahrene Sportler beschreiben manchmal im Netz Trainingssysteme und versprechen Intensitätssprünge, die für einen normal Trainierenden völlig unrealistisch sind. Meist stecken dahinter Trainingssysteme für Profis, die ungeeignet sind. Die Autoren möchten an dieser Stelle etwas Geduld einfordern, die sich in der langfristigen Leistungsentwicklung immer auszahlt.

3.1.12 Entwicklung von Trainingsübungen

Die Entwicklung von Übungen ist ein spezielles Ziel und ein wichtiger Aspekt bei der Auswahl der Trainingsübungen. Dazu folgendes Beispiel aus der Trainingspraxis. Die Übung Klimmzug kann in der Regel von Untrainierten nicht erfolgreich umgesetzt werden. Welche Möglichkeiten der Entwicklung gibt es:

Kontraktionsform	Minimierung des Körpergewichtes
Haltend, nachgebend	Bänder oder andere Hilfen
Griffhaltung	Schräghang oder Bänke an Sprossenwand

Das andere Extrem ist die unterschwellige Belastung durch Klimmzüge. Hier können Zusatzlasten oder Gewichtswesten einen weiteren Reizwechsel hervorrufen.

3.1.13 Charakter einer Trainingsübung

Betrachtet man die Ausbildungs- und Entwicklungsstufen, dann kann man unschwer erkennen, dass der gesamte Entwicklungszeitraum mehr als zwei Jahre benötigt (siehe Tabelle Entwicklungszeitraum zum ausgebildeten Athlet/in an der Langhantel). Das bedeutet, jeder Sportler wird eingangs geprüft, auf welcher Stufe er abgeholt werden kann. Dazu ist es notwendig das Verständnis zwischen einer Lernübung und einer Trainingsübung deutlich zu schulen.

Charakter einer Lernübung	Charakter einer Trainingsübung
Bewegungsfertigkeiten werden zum Teil abgerufen, sind allerdings nicht in jeder Wiederholung verfügbar	Die Bewegungsfertigkeiten können auch in höheren Wiederholungszahlen stabil trainiert werden
Bei einer Steigerung der Lasten werden die Techniken zunehmend schlechter	Auch bei Steigerung auf höhere Laststufen (mindestens 3 Steigerungen müssen möglich sein) bleibt die Bewegungsausführung stabil

Im Einzelfall bedeutet das für die Praxis, dass ein Sportler auf der untersten Stufe einsteigen muss. Es kann allerdings auch bedeuten, dass unmittelbar in das Maximalkrafttraining eingestiegen werden kann. Meistens stehen die Autoren vor der Aufgabe, ein sog. „Mischsystem" zu planen. Dazu ein Beispiel:

Trainingsübung	Einstufung und Bewertung
Reißkniebeuge	Mobilitätsdefizite (keine komplette Armstreckung in der Bewegung), ansonsten gute Ausführung. Ergebnis Lernübung
Kniebeuge hinten	Tiefe der Hocke optimal, Rumpfspannung und Körperhaltung entsprechend der Anforderungen. Ergebnis Trainingsübung
Kreuzheben	Sportler (Körpergröße 200 cm). In der Tiefe nicht optimal, bei reduzierter Höhe sehr stabil abrufbar. Trainingsübung mit Bewegungseinschränkung

Einstufung des Sportlers/ Athleten von aktuellen Bestwerten im Langhanteltraining	Einsteiger		Fortgeschritten		Professionell	
Übung	**M**	**W**	**M**	**W**	**M**	**W**
Kniebeuge hinten	100% KG	100% KG	125% KG	100% KG	150% KG	125% KG
Kniebeuge vorn	75% KG	55% KG	100% KG	75% KG	125% KG	100% KG
Reißkniebeuge	35% KG	35% KG	50% KG	45% KG	100% KG	75% KG
Kreuz-/Lastheben	100% KG	100% KG	150% KG	125% KG	175% KG	150% KG
Kraftdrücken	35% KG	25% KG	55% KG	35& KG	75% KG	55% KG
Schwungdrücken	50% KG	50% KG	75% KG	75% KG	100% KG	100% KG
Bankdrücken	75% KG	50% KG	100% KG	75% KG	125% KG	100% KG

KG-Körpergewicht

3

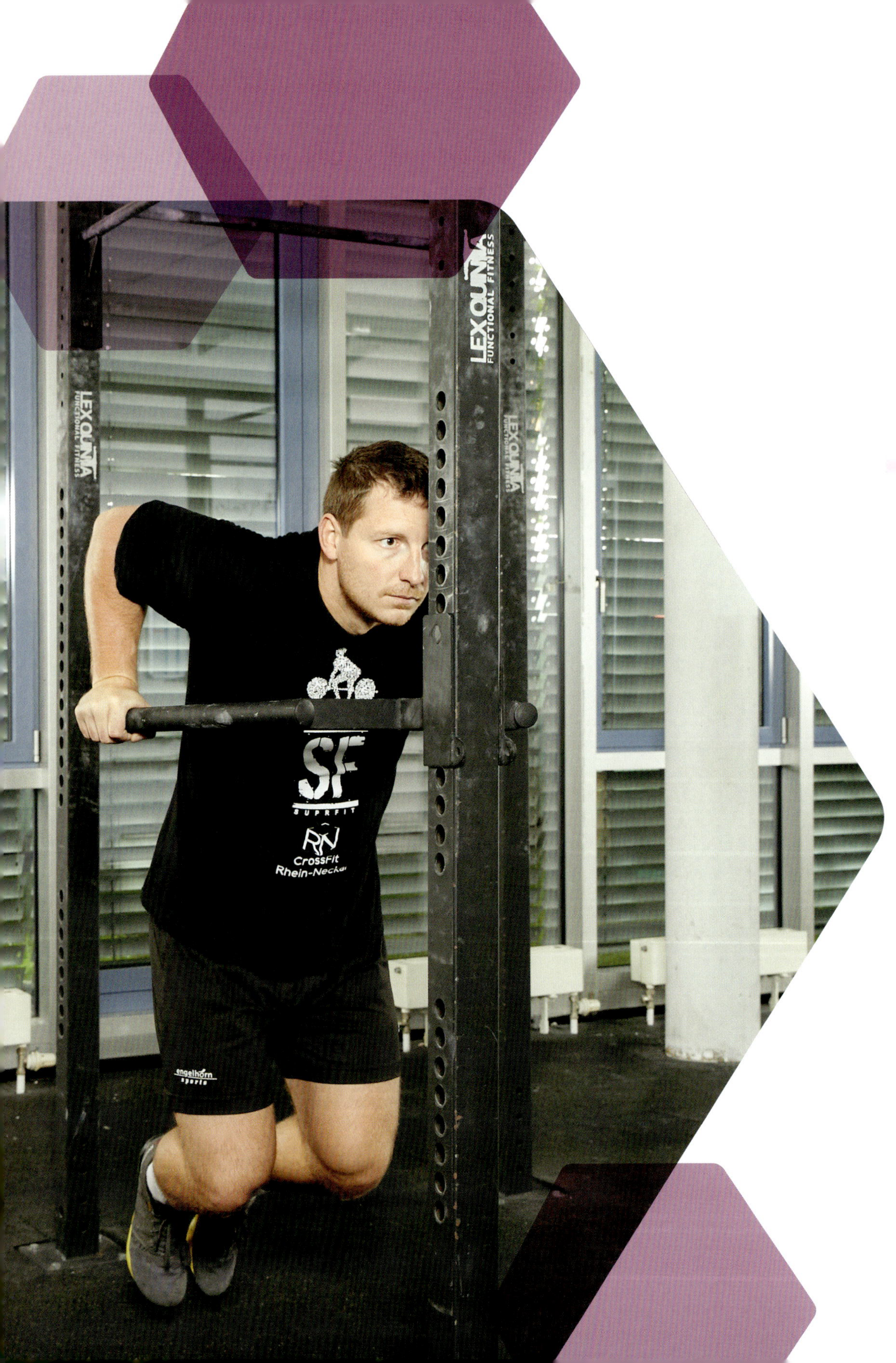

LEX QUINTA
FUNCTIONAL FITNESS
SF
CrossFit
Rhein-Neckar
engelhorn
sports

4

Athletik

4.1 LIEGESTÜTZE (PUSH-UPS)

4.1.1 Stellenwert und Einordnung

Die Liegestütze ist wohl die populärste und traditionellste Armdruckbewegung zur Kräftigung der oberen Extremitäten mit dem Körpergewicht. In der Druckbewegung werden die gesamte Schultermuskulatur und der Trizeps beansprucht. Nicht zu unterschätzende Begleiterscheinung ist die Stabilisation des Schultergürtels und des gesamten Rumpfes. Auch wenn diese Trainingsübung etwas „altbacken" erscheint, hat sie einen hohen Wirkungsgrad. Leider ist diese Trainingsübung aus vielen Übungskatalogen verschwunden. Bedenkt man die Einfachheit (kann auch zuhause trainiert werden) und Effizienz, so sollte diese Übung mit den verschiedenen Varianten wieder mehr in den Fokus gerückt werden. Der Einsatz der gemeinsam agierenden und stabilisierenden Muskulatur sowie der Bewegungsmuskulatur ist hier nicht zu unterschätzen.

4.1.2 Übungsbeschreibung

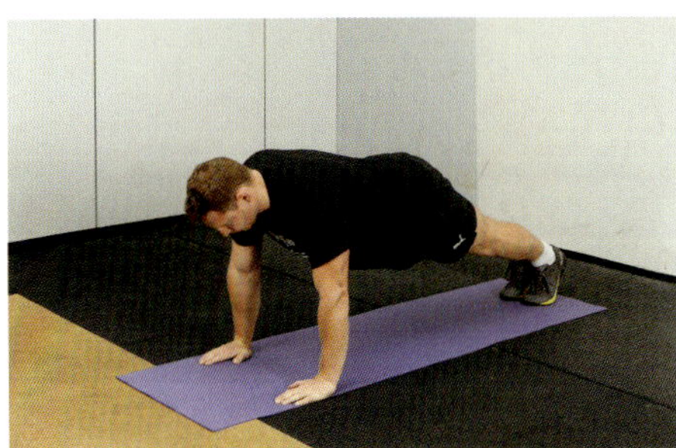

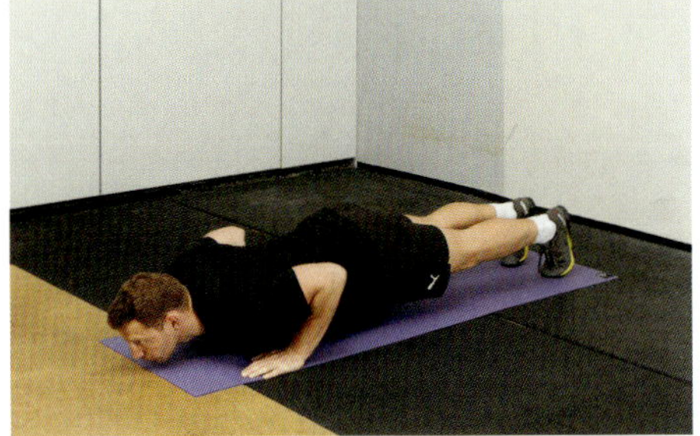

Der Sportler liegt auf dem Boden und positioniert seine Hände ca. 1-2 Handbreiten seitlich entfernt auf Brusthöhe am Boden. Die Beine sind gestreckt und die Füße werden maximal in Hüftbreite positioniert. Der Sportler streckt die Arme. Der Blick ist zum Boden gerichtet. Schulter, Hüfte, Knie und Füße bilden eine Gerade. Diese Körperregionen werden während der gesamten Bewegung durch aktives Anspannen der Bauchmuskulatur aufrechterhalten. Die Bewegung erfolgt durch das Beugen der Arme, bis der Armwinkel kleiner als 90 Grad ist. In der optimalen Position berührt der Brustkorb den Boden, die Hüfte jedoch nicht. Die Ellenbogen bleiben während der Bewegung nah am Körper. Im Umkehrpunkt werden die Arme wieder gestreckt bis die Ausgangsposition erreicht ist. Für eine optimale Reizsetzung beträgt die Bewegungsgeschwindigkeit (time under tension) 2-0-2. Das heißt, die Abwärtsbewegung dauert zwei Sekunden, am unteren Umkehrpunkt keine Pause, also 0 und in der Druckbewegung ebenfalls zwei Sekunden.

Tipp für die Praxis

Die Autoren warnen davor, die Liegestütze als Strafe im Sport einzusetzen. Dies wurde mehrfach beobachtet. Gerade im Jugendbereich entwickelt sich daraus eine nicht gewünschte Abneigung gegenüber dem Krafttraining.

Tipp für die Praxis

Gerade in den einfachen Kraftübungen (niedrige koordinative Anforderung), wie die Liegestütze, benötigen wir eine Progression und der Reizentwicklung. Sollten die klassischen Liegestützen in einer Größenordnung von 50 Wiederholungen in korrekter Ausführung abgeschlossen werden, ist der Schwierigkeitsgrad zu erhöhen. Diese Reizerhöhung kann durch die Positionierung der Füße auf einem Kasten, oder durch die Ausführung die Liegestütze in den Ringen erfolgen.

4.1.3 Übungsentwicklung von leichter zu schwerer Ausführung

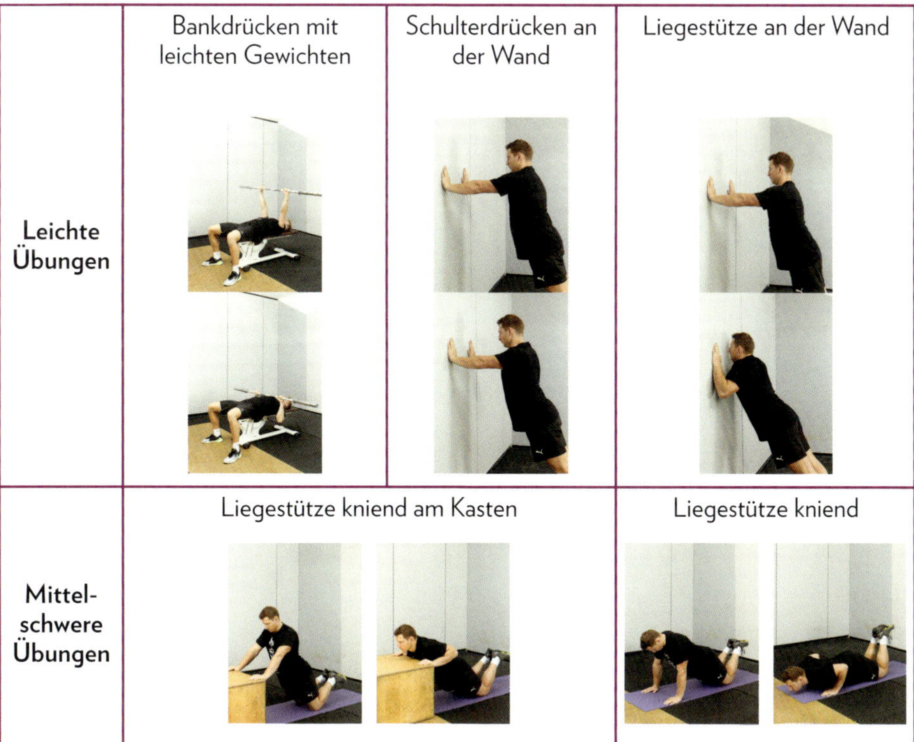

Leichte Übungen	Bankdrücken mit leichten Gewichten	Schulterdrücken an der Wand	Liegestütze an der Wand
Mittelschwere Übungen	Liegestütze kniend am Kasten		Liegestütze kniend

Schwere Übungen	Liegestütze am Kasten 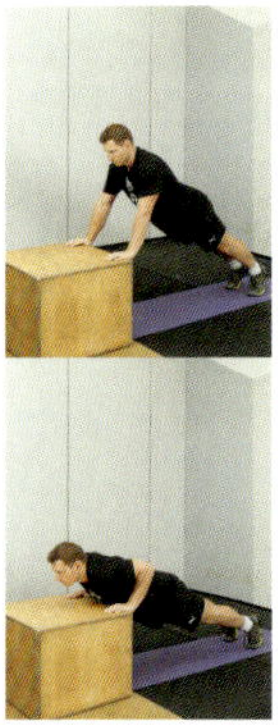	Liegestütze 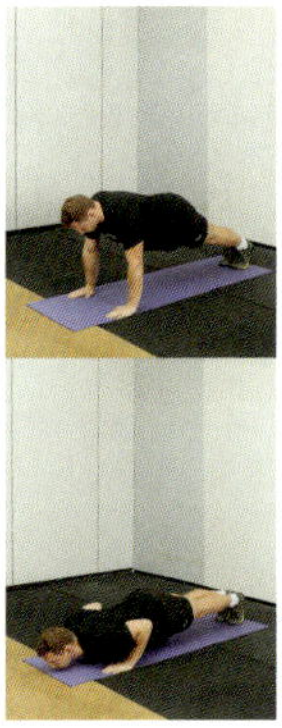	Liegestütze mit leichter Erhöhung der Füße 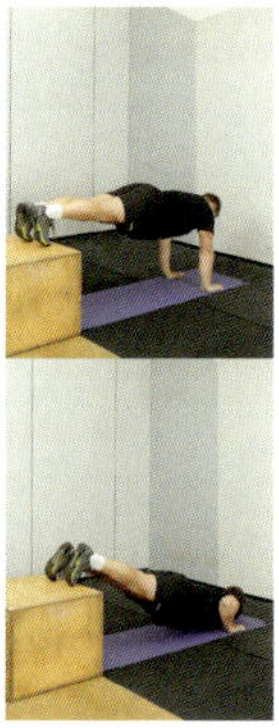
Sehr schwere Übungen	Abdruck-Liegestütze 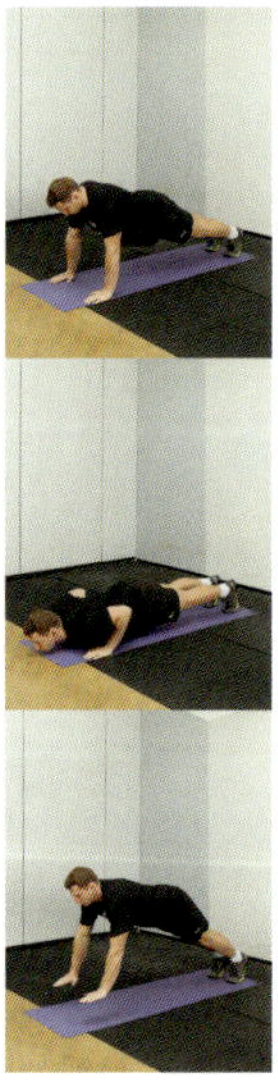	Abdruck-Liegestütze mit Händeklatschen 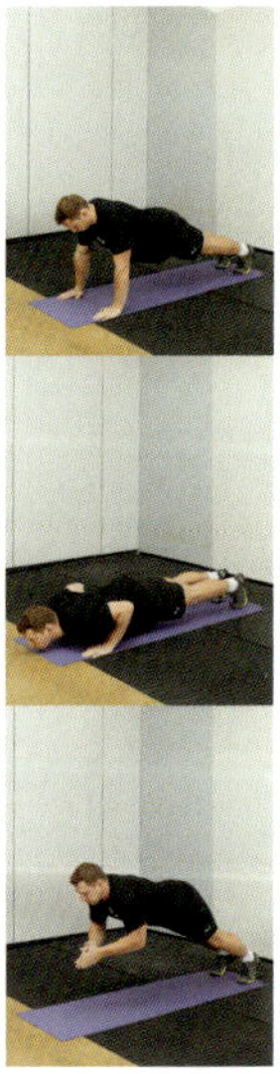	Liegestütze in den Ringen 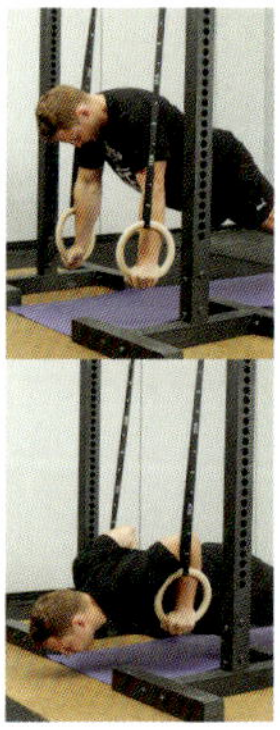

4.1.4 Hauptfehler und Korrektur

Hauptfehler	Korrektur	Hilfestellung
Hände werden zu weit vom Körper entfernt und /oder verdreht positioniert	Hände befinden sich 1-2 Handbreit auf Brusthöhe neben dem Körper	Markierung am Boden
Arme werden nicht unter 90 Grad gebeugt	Arme sollen tiefer als 90 Grad gebeugt werden	Brustkorb wird am Boden abgelegt
Der Bauch hängt in der Bewegung durch oder das Gesäß wird extrem nach oben gestreckt	Schulter-Gesäß-Fußgelenk bilden von der Seite betrachtet eine Gerade	Besenstiel auf den Rücken legen, der gesamte Rücken hat mit dem Besenstiel in der Bewegung kontrakt

Hüfte wird am Boden abgelegt 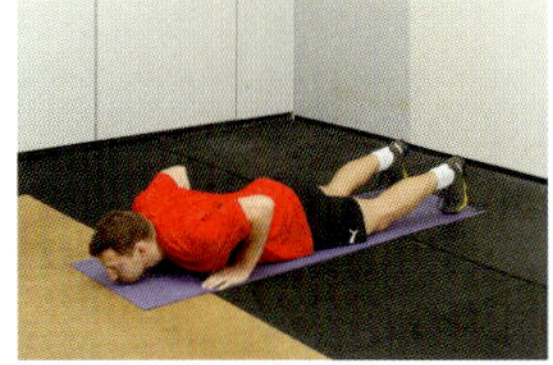	Hüfte wird nicht am Boden abgelegt	Auf Hüfthöhe einen Besenstiel quer unter die Hüfte legen, dieser darf nicht berührt werden 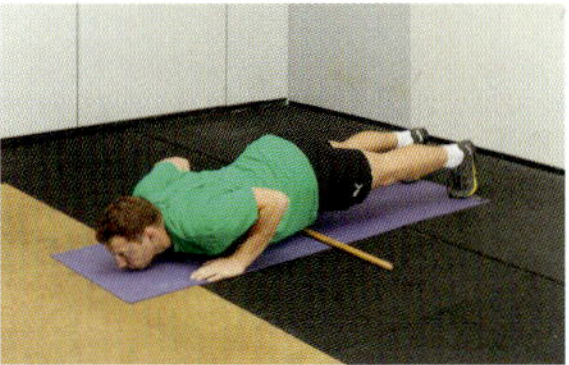
Arme werden nicht wieder vollständig gestreckt 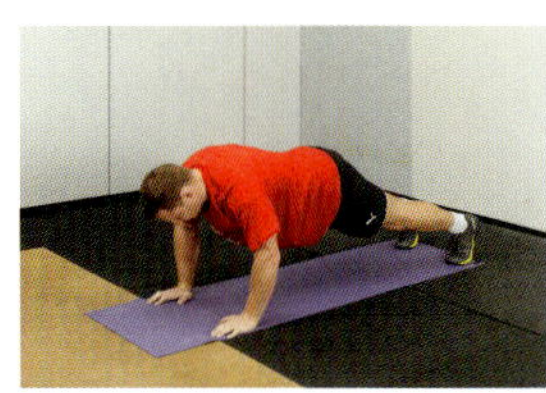	Arme werden wieder vollständig gestreckt	Am oberen Punkt einen Besenstiel als Orientierung quer halten – taktile Rückmeldung 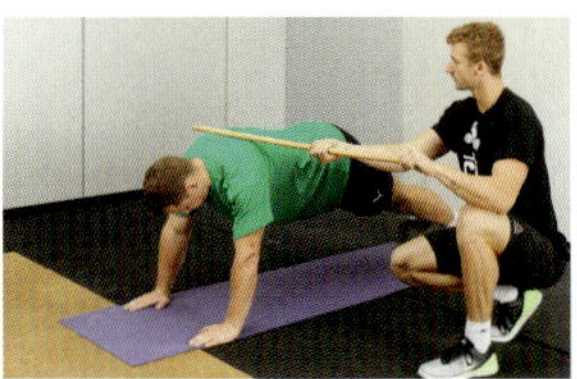

4.2 KLIMMZÜGE (PULL-UPS STRICT)

4.2.1 Stellenwert und Einordnung

Neben den Liegestützen ist der Klimmzug die populärste und älteste Kräftigungsübung im Bereich der oberen Extremitäten. Kaum eine Körperübung bereitet auf Anhieb so viele Probleme wie der Klimmzug. In der Regel werden Null bis maximal fünf Wiederholungen geschafft. Gerade Sportler mit Körpergewicht oberhalb von 100 kg haben es hier besonders schwer, weil das Kraft-Lastverhältnis keine Spielräume zulässt.

4.2.2 Übungsbeschreibung

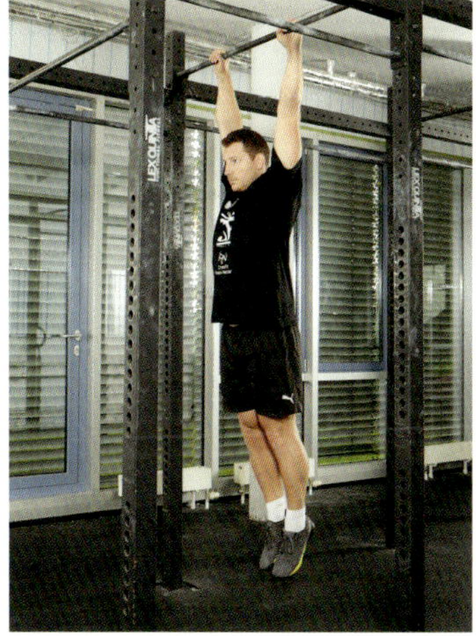

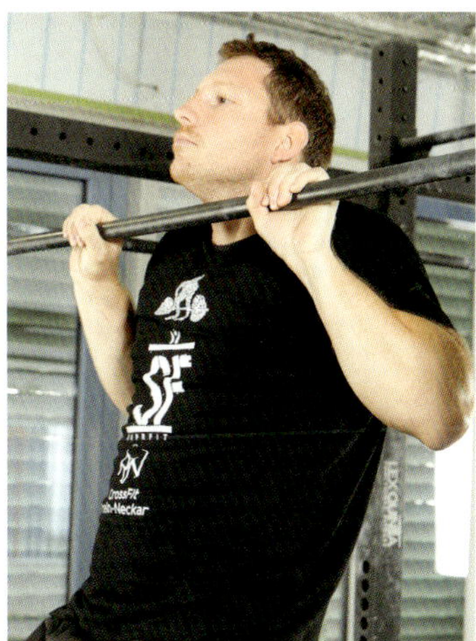

Der Sportler hängt im Ristgriff (Handrücken zeigt zum Sportler) oder Kammgriff an der Klimmzugstange. Der Unterschied zwischen Rist- und Kammgriff liegt in der muskulären Beanspruchung. Der Kammgriff ist mehr bizepslastig, im Gegensatz dazu spielt beim Ristgriff der Latissimus eine größere Rolle. Die Griffbreite kann individuell gewählt werden, darf sich dann aber nicht mehr ändern. Die Beine sind gekreuzt oder parallel nebeneinander (kein Anziehen oder Anhocken der Beine). Der Körper ist angespannt. Durch Beugen der Arme wird der Körper im Hubweg nah Richtung Klimmzugstange gezogen, bis das Kinn) über der Stange ist. Die Bewegung ist korrekt, wenn die Ausführung ohne Körperschwung (Hüft-, Konter- oder Pendelschwung) durchgeführt wurde. Die Senkbewegung wird durch langsames Strecken der Arme, nah an der Stange eingeleitet, bis der Körper wieder vollständig gestreckt ist.

Tipp für die Praxis

Gerade in den einfachen (geringe koordinative Anforderung) Kraftübungen, wie beim Klimmzug, benötigen wir eine Progression zur Reizentwicklung. Sollten die klassischen Klimmzüge in einer Größenordnung von 20 Wiederholungen pro Serie in korrekter Ausführung abgeschlossen werden, ist der Schwierigkeitsgrad zu erhöhen. Schwierigkeitsgraderhöhung heißt in diesem Fall, Zusatzgewichte um den Bauch binden oder Gewichtswesten nutzen.

4.2.3 Übungsentwicklung von leichter zu schwerer Ausführung

Leichte Übungen	Latzugmaschine 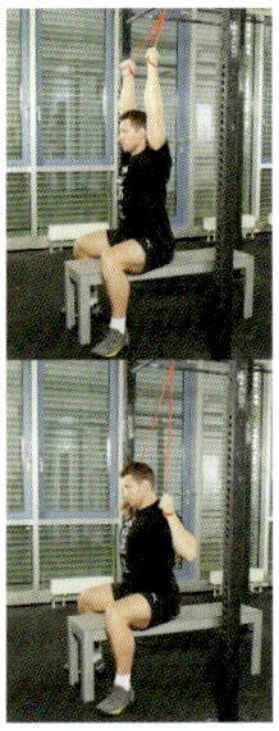	Bankziehen Variante mit der Bank an der Sprossenwand 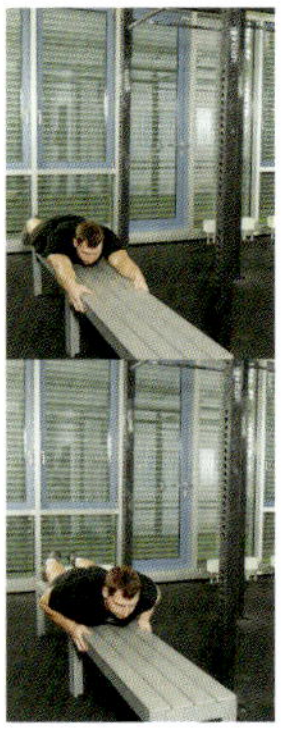	Hängen und Halten 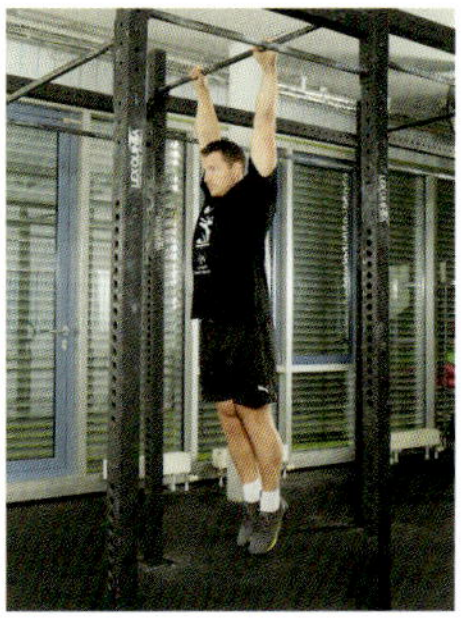
Mittelschwere Übungen	Klimmzug in der Beuge halten 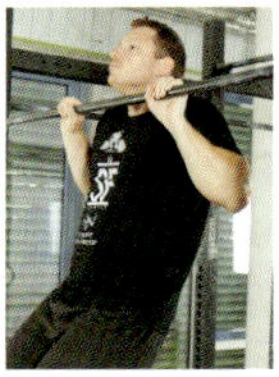	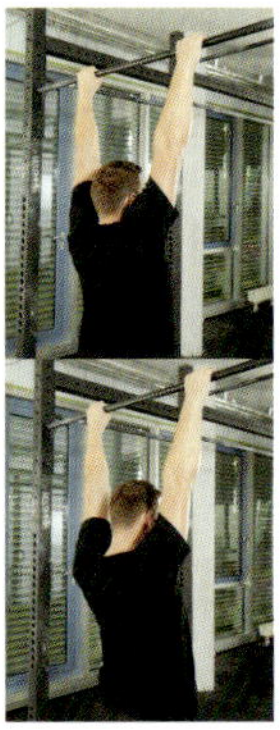 Schulterblatt-klimmzüge	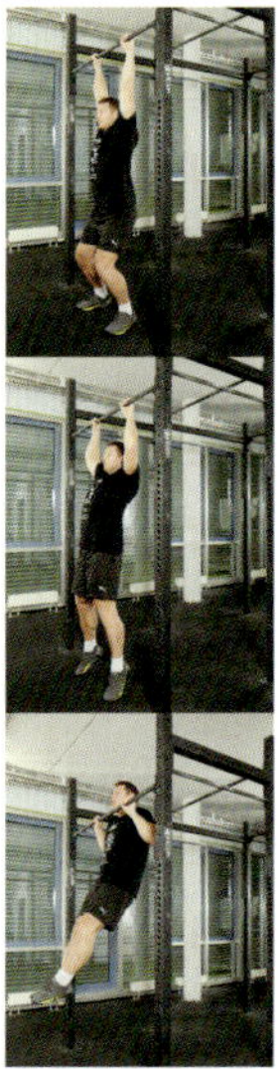 Klimmzuganspringen

Schwere Übungen	Negativklimmzüge 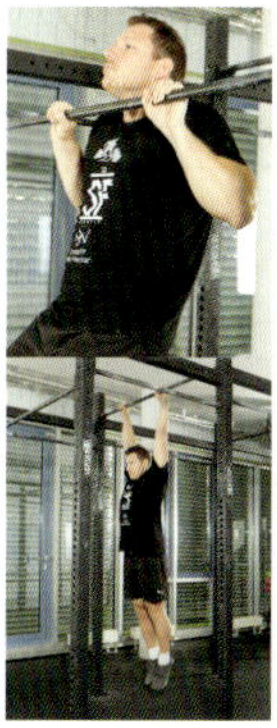	Anspringen und Negativklimmzüge 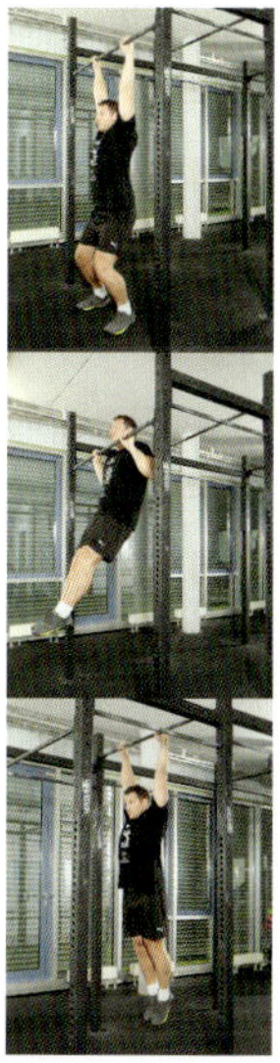	Klimmzug mit Beine auf einen Kasten 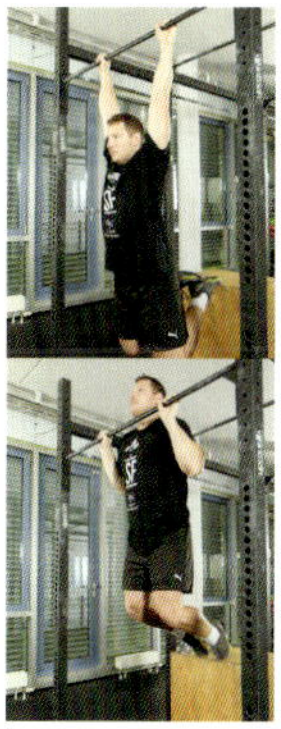	Klimmzug 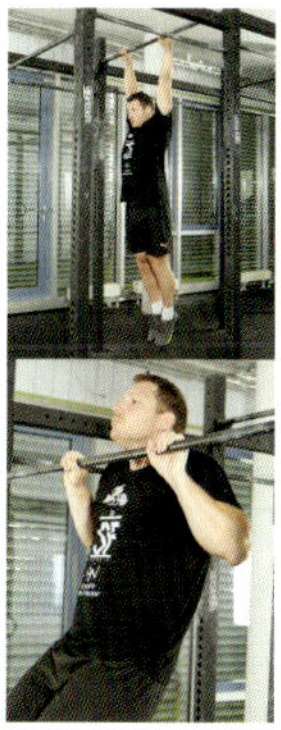
Sehr schwere Übungen	Klimmzug mit Zusatzlasten 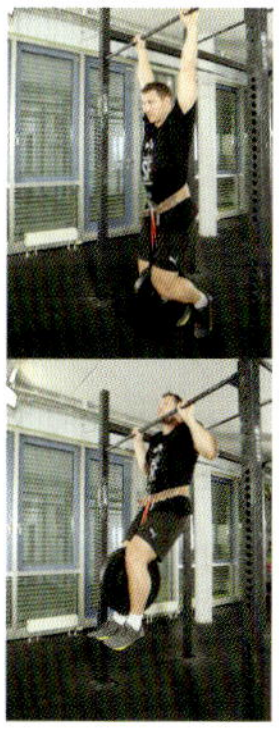	Klimmzug in den Nacken 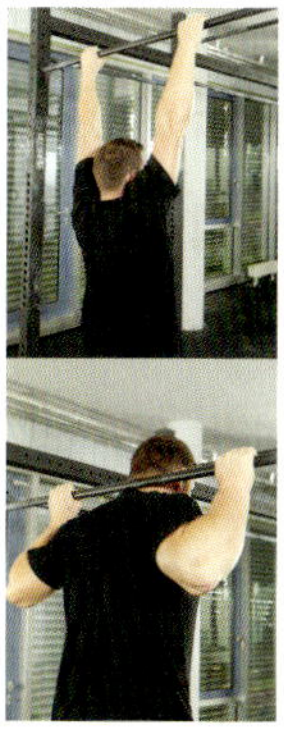	Klimmzug im L-Sitz 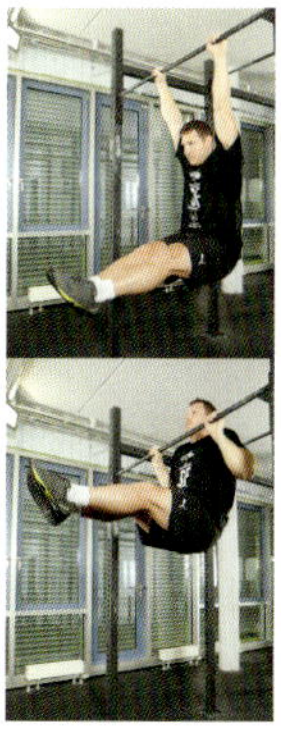	Klimmzug im L-Sitz in den Nacken 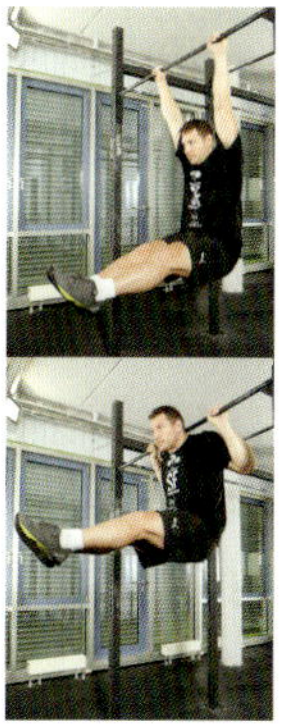

4.2.4 Hauptfehler und Korrektur

Hauptfehler	Korrektur	Hilfestellung
Schwungholen in der Auftaktbewegung mit den Beinen 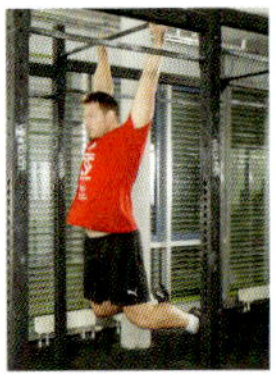 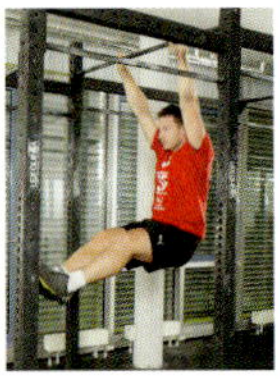	Beine, Rumpf und Oberkörper bleiben gerade	Klimmzüge zwischen zwei hohen Hürden oder der Partner hält zwei Stäbe 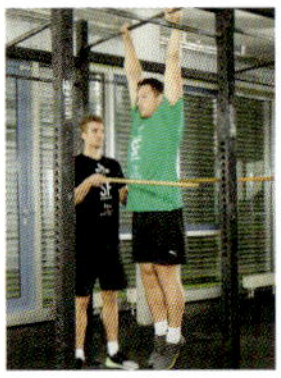 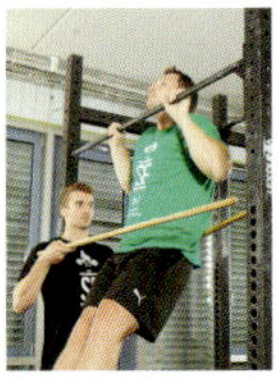
Kopf wird in der Endbewegung nicht über die Stange gebracht 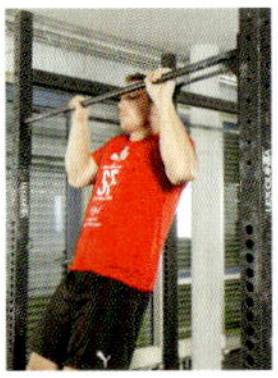	Kopf über die Stange in der Endposition	Klimmzughalteübung mit Kopf über der Stange 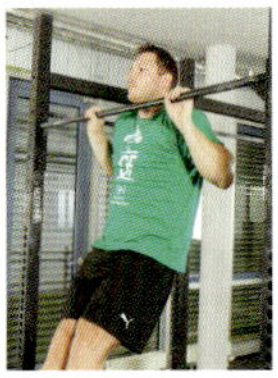
Arme werden in der Rückführbewegung nicht ganz gestreckt 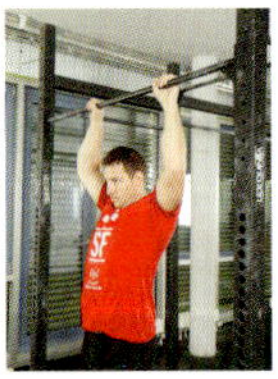	Full Range of Motion, Arme sind in der Ausgangsposition ganz gestreckt	Klimmzugstange muss so arretiert werden, dass in der Endstreckung die Füße leicht den Boden berühren 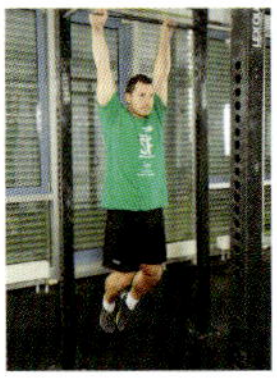

4.3 SITUPS

4.3.1 Stellenwert und Einordnung

Die Trainingsübung Situps ist sicher einer der populärsten Bauchübungen im großen Spektrum der Bauchmuskelübungen. Unbestritten lassen sich die Situps in der Progression am höchsten belasten. Diese wichtige Bauchübung ist eine Zeitlang als zu „hüftbeugerlastig“ verteufelt worden. Die dafür anstelle eingesetzten Crunches, mit dem ausschließlichen Einrollen des Oberkörpers, konnte den Situps im Rahmen einer anspruchsvollen Bewegungsausführung niemals das Wasser reichen.

4.3.2 Übungsbeschreibung

Der Sportler sitzt auf einer Bodenmatte am Boden und die Füße werden mit den Fußsohlen aneinander nah zum Körper angestellt. Der Sportler bewegt den Oberkörper nach hinten und legt sich auf dem Boden ab. Die Arme werden dabei hinter den Kopf geführt und die Hände berühren den Boden. Der untere Rücken hat Kontakt zum

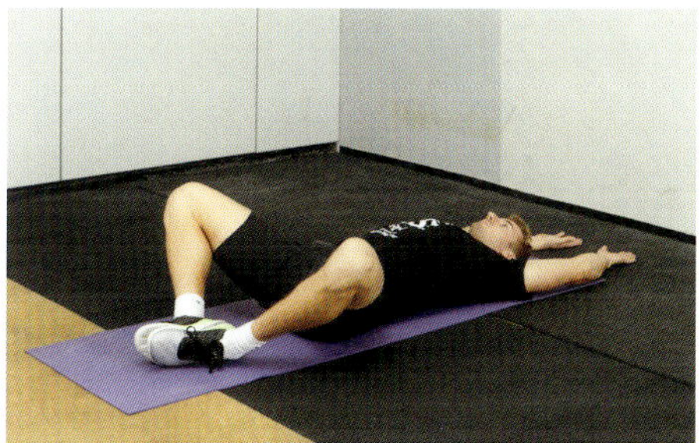

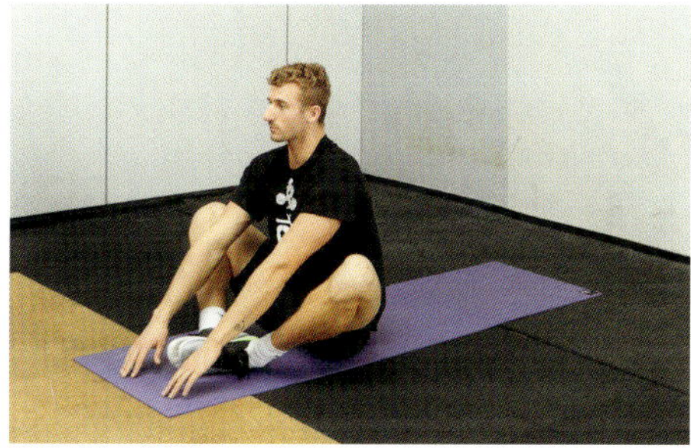

Boden. Die Arme werden anschließend nach vorne genommen und der Oberkörper richtet sich vollständig auf. In dieser Bewegung bleiben die Füße mit Kontakt am Boden. Der Oberkörper wird so weit aufgerichtet, dass die Hände anschließend die Zehenspitzen berühren können.

4.3.3 Übungsentwicklung von leichter zu anspruchsvoller Ausführung

Beine sind leicht gebeugt mit eingeklemmten Zehenspitzen, die Arme sind nach vorne gebeugt → leichte Oberkörperaufrichtung (Crunches) 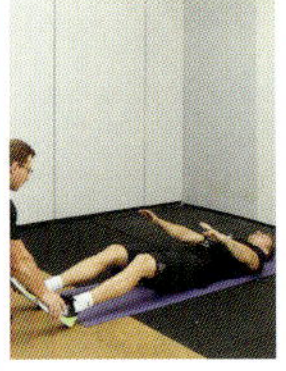 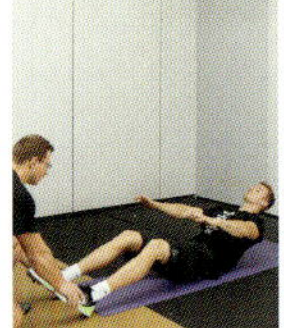	Beine sind leicht gebeugt mit eingeklemmten Zehenspitzen, die Arme sind nach vorne gebeugt → vollständige Oberkörperaufrichtung (Situps) 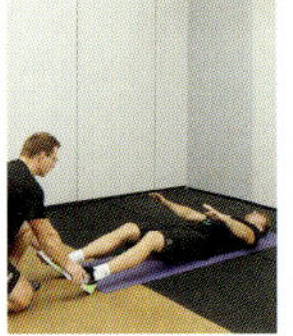 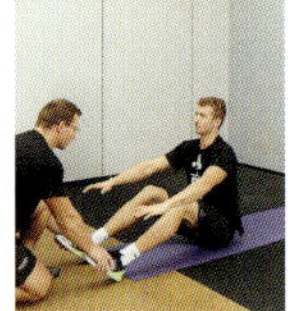	Beine sind getreckt, Arme sind nach vorn gebeugt → leichte Oberkörperaufrichtung (Crunches) 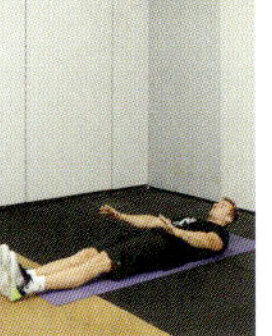 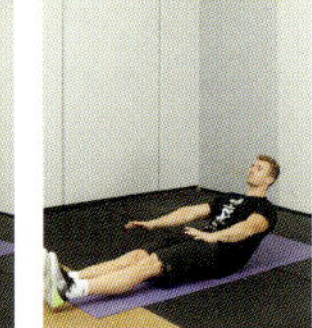
Beine sind getreckt, die Arme sind nach vorn gebeugt → vollständige Oberkörperaufrichtung (Situps) 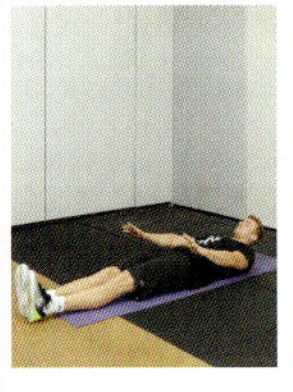 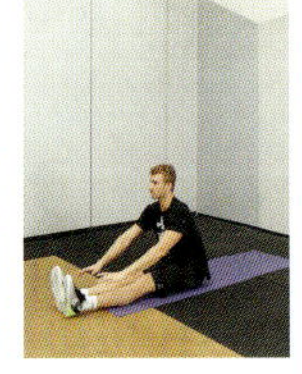	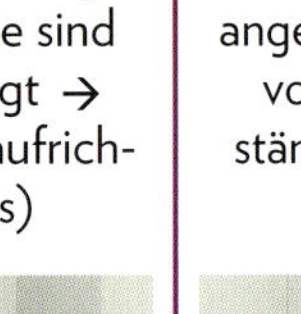 Beine sind rechtwinklig angestellt, die Arme sind nach vorne gebeugt → leichte Oberkörperaufrichtung (Crunches) 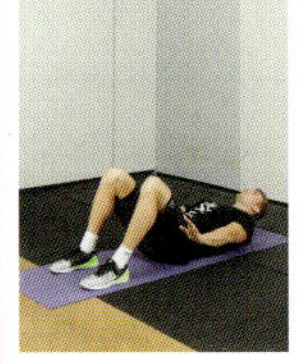 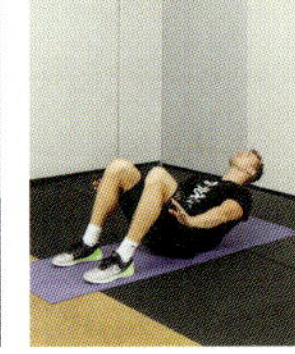	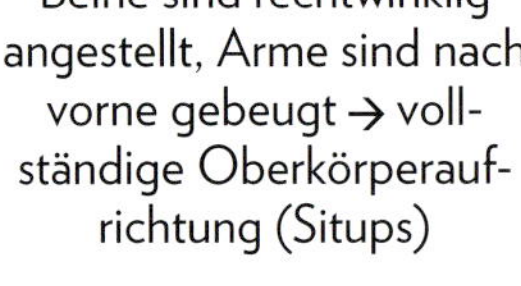 Beine sind rechtwinklig angestellt, Arme sind nach vorne gebeugt → vollständige Oberkörperaufrichtung (Situps) 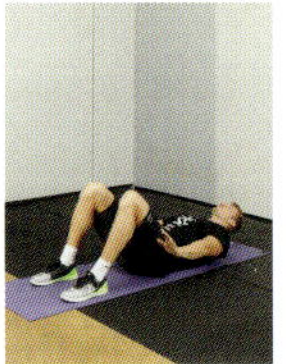 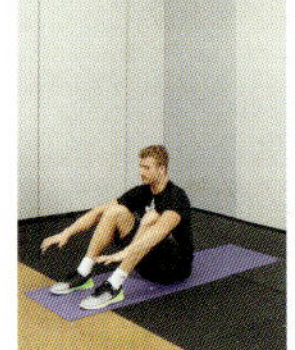
Beine sind mit den Fußsohlen zum Körper angestellt → vollständige Oberkörperaufrichtung 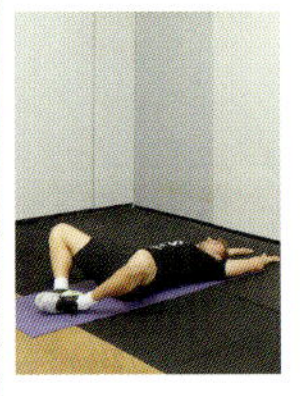 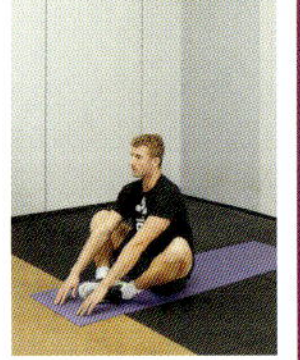	Beine sind mit den Fußsohlen zum Körper angestellt, ein Stab wird im Nacken fixiert → vollständige Oberkörperaufrichtung 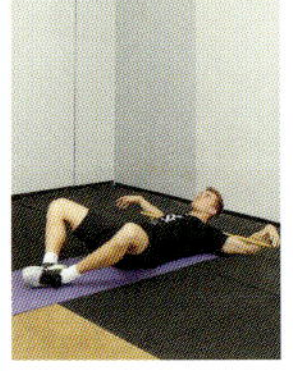 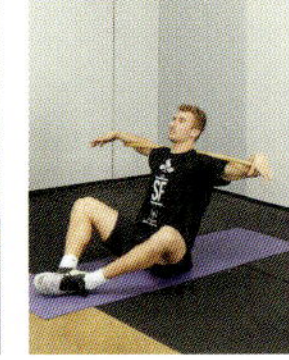	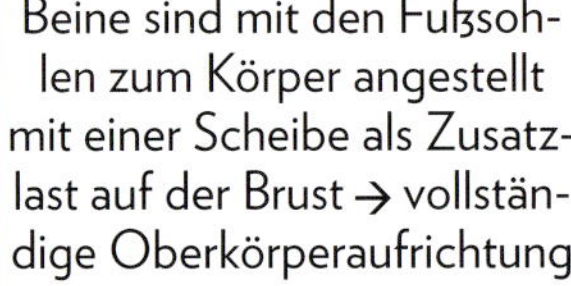 Beine sind mit den Fußsohlen zum Körper angestellt mit einer Scheibe als Zusatzlast auf der Brust → vollständige Oberkörperaufrichtung 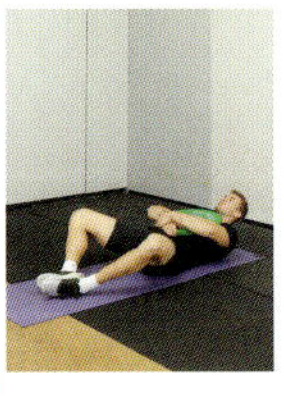 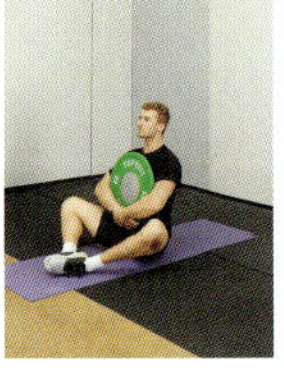

4.3.4 Hauptfehler und Korrektur

Hauptfehler	Korrektur	Hilfestellung
In der Bewegung zu wenig Einrollbewegung des Kopfes 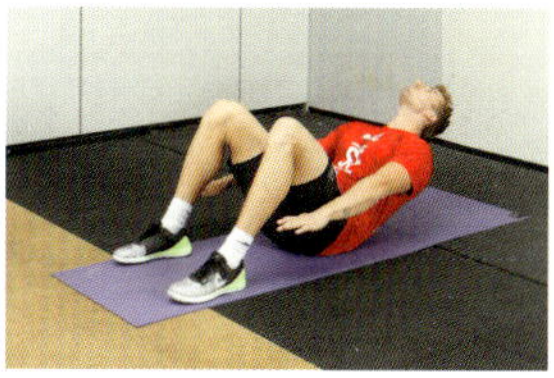	Die Wirbelsäule wird vollständig von der LWS über die BWS bis zur HWS in eine Flexion gebracht	In der Endphase muss das Kinn auf der Brust sein und dabei einen kleinen Ball unter dem Kinn einklemmen 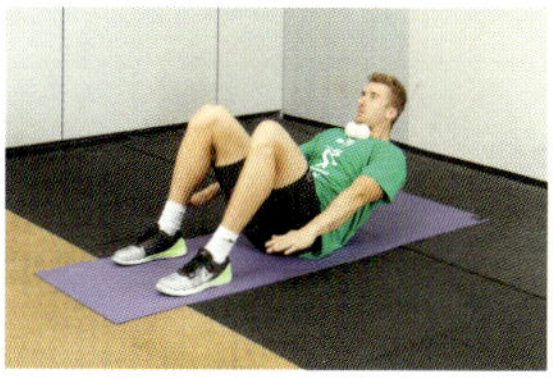
Zu viel Schwung mit dem Kopf bei der Startbewegung 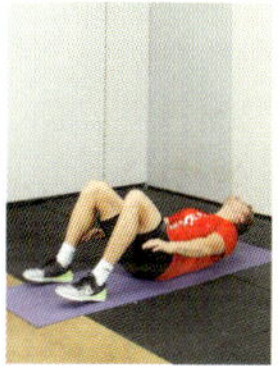 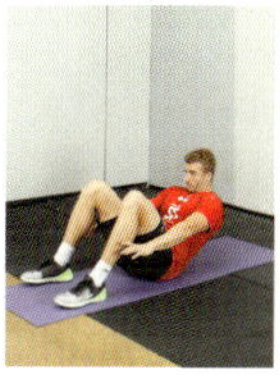	Bewusst aus der angespannten Bauchmuskultur aufrichten	Ball unters Kinn klemmen 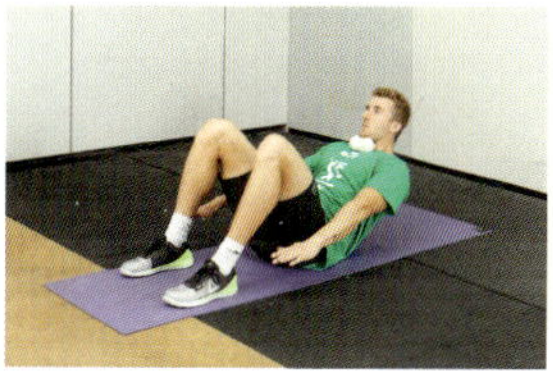
Zu starke Schwungbewegung aus der Hüfte 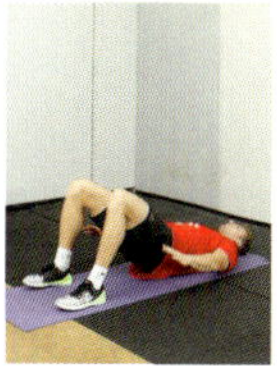 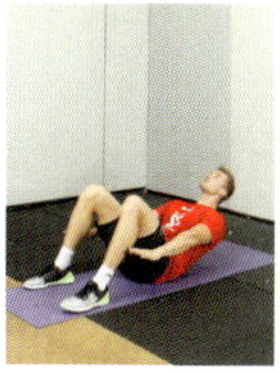	Die Hüfte bleibt am Boden	Gummiband unter die Hüfte legen, straff halten 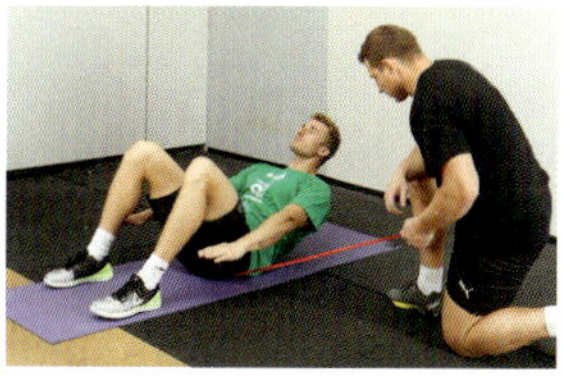

4.4 RUDERN (ROW)

4.4.1 Stellenwert und Einordnung

Rudern ist eine Ganzkörpersportart, welche neben der muskulären Belastung ebenfalls das Herz-Kreislaufsystem beansprucht. Rudern zählt daher, insbesondere über die olympische 2000-Meter-Distanz, zu den Kraftausdauersportarten. Das Ruderergometer bietet eine vergleichbare körperliche Belastung, welche der Ruderbewegung im Boot sehr ähnlich ist. Weltweit ist das Ruderergometer der Firma Concept2 am meisten verbreitet. Aktuell wird das Modell D verwendet. Über diesen Standard können Zeit, Leistung und Geschwindigkeit weltweit verglichen und eingeordnet werden. Im Crossfit-Bereich wird daher ebenfalls auf dieses Gerät zurückgegriffen

4.4.2 Arbeitsweise der Maschine

Das Ruderergometer ist ein robustes Gerät, welches problemlos Leistungen bis zu 1000 Watt aushalten kann. Ähnlich wie bei anderen Sportgeräten sollte es jedoch auf den Sportler angepasst werden. Hierzu gibt es zunächst zwei Möglichkeiten: die Öffnung des Windrads und die Schuhhöhe. Die Öffnung des Windrads kann zwischen 1 und 10 stufenlos gewählt werden. Die Schuhhöhe ist ebenfalls wichtig, um die Kraftabgabe zu optimieren. Folgende Faustregel gilt: Bei großen Schuhen (bzw. langen Unterschenkeln) sollte das Stemmbrett nach unten gestellt werden. Kleine Schuhe sollten nach oben korrigiert werden. Je tiefer die Schuhe, umso leichter gelingt die Schlagweite. Wenn das Stemmbrett zu tief eingestellt wird, geht jedoch der Beinimpuls verloren.

Über den Monitor des Ergometers bekommt man Rückmeldung über viele Leistungsfaktoren, welche gemessen bzw. errechnet werden können. Wir sollten uns hierbei jedoch auf die wichtigsten reduzieren. Diese sind Schlagfrequenz (SF), oben rechts im Bildschirm, Geschwindigkeit, in der Mitte des Bildschirms, und Distanz bzw. Dauer, oben links im Bildschirm. Die Geschwindigkeit wird in Zeit pro 500 Meter ausgedrückt, welche ruderhistorisch bedingt auf die olympische Wettkampfdistanz zurückzuführen ist.

4.4.3 Erklärung der Übung und Übungsbeschreibung

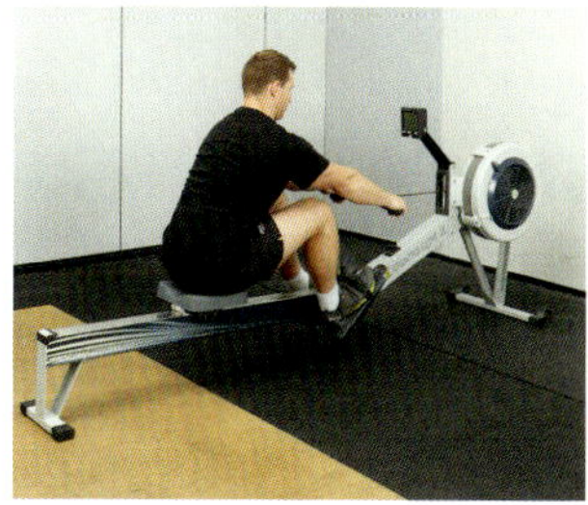
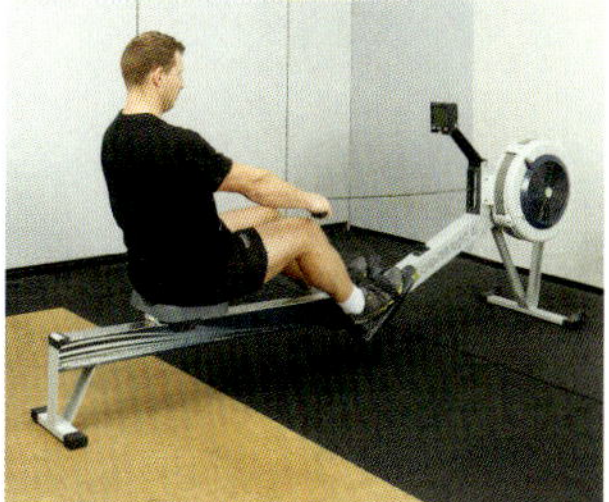
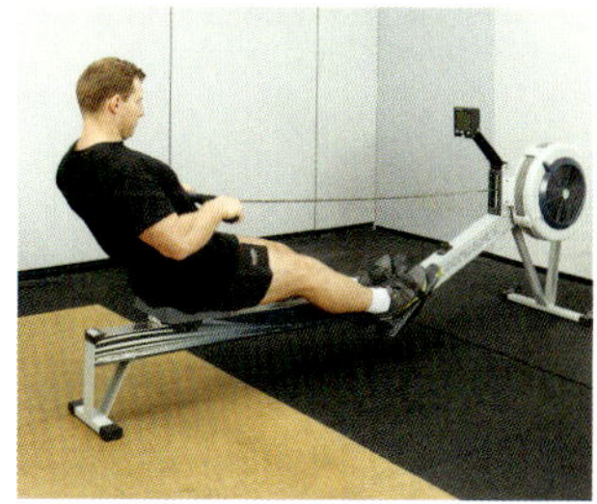

Der Ruderschlag ist eine zyklische Bewegung. Im Verlauf des Schlagzyklus gibt es Schlüsselpositionen, welche über die erfolgreiche Kraftabgabe entscheiden. Dies sind primär Beinstoß, Kopplung und Anrollposition. Der Ruderschlag ist eine Ganzkörperbewegung, welche primär von den großen zu den kleinen Muskeln ausgeführt werden sollte. Grundsatz: Mehr Muskelquerschnitt kann mehr Leistung erzeugen. Es erfolgt daher zunächst ein Beinstoß, welcher dann in Oberkörper-Schwung und Armzug fortgesetzt wird. Nachdem der Ergometergriff zum Körper geführt wurde, wird dieser zunächst nur mit Armen und Oberkörper an den Knien vorbeigeführt. Es ist wichtig, dass nicht unmittelbar angerollt wird. Die Arme sollten zunächst eine lockere natürliche Länge einnehmen und die Knie passieren. Dies begünstigt die Druckaufnahme am Einsatz, vorne am Käfig. Die gesamte Bewegung ist mit einer Hock-Streck-Bewegung vergleichbar. Beim Vorrollen geht man in die Hocke hinein, bei der Beinstreckung kommt es zu einer Aktivierung der Beinmuskulatur, ähnlich einem Sprung. Entscheidend ist, dass die Kraft zunächst durch einen Stoß aus den Beinen initiiert wird, welcher dann im Mittelzug, in dem Moment, wenn der Griff die Knie passiert, erhalten und dann in die Arme weitergeleitet wird. Bei der Weiterleitung der Arme ist darauf zu achten, dass Ellenbogen und Griffe eine Linie bilden. Die Ellenbogen bleiben auf Griffhöhe, nicht oberhalb, aber auch nicht unterhalb. Versuchen Sie im Vorderzug die Arme zu entspannen und zwar genau in dem Moment, in dem sich der Griff vom Ergometerkäfig wegbewegt. Hängen Sie sich an den Griff. Aktivieren Sie die Rumpfmuskulatur und drücken Sie den Körper vom Stemmbrett weg. Verstehen Sie den Ruderschlag primär als Druckbewegung, welcher den Impuls zum Körper hin erhalten soll.

Neben den sequentiellen Abläufen der verschiedenen Körperteile muss auch der Rhythmus beachtet werden. Achten Sie darauf, dass es zunächst zu einem 2:1 Verhältnis kommt. Eine Zeiteinheit für den Durchzug, zwei Zeiteinheiten für die Gleitphase. Versuchen Sie sich in der Gleitphase zu entspannen. Versuchen Sie über den Rhythmus eine lockere Kraftaufnahme, mit einer dynamischen Entfaltung zu etablieren. Versuchen Sie in der Druckaufnahme die Bewegung des Windrads mitzunehmen und den Ergometergriff zum Körper hin zu beschleunigen.

4.4.4 Methodische Hinführung zur Übung und weitere Reizentwicklungen

Lernen Sie die drei Schlüsselpositionen der Ruderbewegung:

1. Anrollposition: Der Griff hat die Knie passiert. Die Arme sind natürlich lang. Der Oberkörper ist ein einer leichten Vorlage.
2. Einsatz/Druckaufnahme: Der Druckimpuls wird durch die Beine initiiert. Führen Sie daher nur die Beinstoßbewegung durch. Der Oberkörper hält seine Position. Die Arme sind locker und entspannt, halten jedoch den Griff.
3. Kopplung: Nach dem Stoß erfolgt die Erhaltung des Impulses. Dies erfolgt per Kopplung des Stoßes zum Oberkörper hin und wird durch die Armbeuge unterstützt.

Tipp für die Praxis

Versuchen Sie zunächst, lange Schläge zu machen, ähnlich dem Laufen. Ein großer Schritt bringt Sie weiter voran als ein kleiner Schritt. Fixieren Sie hierbei einen Punkt an der Wand, in ihrem Blickfeld, hinter dem Ergometer. Versuchen Sie, darauf zu achten, dass sich dieser Horizont nicht nach oben oder unten verschiebt. Der Punkt gibt Ihnen Rückmeldung über ihre Körperbewegung. Versuchen Sie, die Schlagfrequenz (oben rechts) zunächst im Techniktraining unter 22 Schlägen pro Minute zu halten.

Tipp für die Praxis

Ruderer erwecken körperlich den Eindruck, dass es sich um eine Kraftsportart handelt. Der Laie assoziiert, dass man pro Schlag maximal viel Kraft investieren muss, um schnell zu rudern. Dieser Eindruck muss jedoch relativiert werden. Ruderer benötigen ihre Kraft für die Anzahl der Schläge. Im Wettkampf über die olympische 2000-Meter-Distanz können dies schnell 200 bis 250 Schläge sein. Hier ist jedoch die Effizienz pro Schlag entscheidender als das Kraftniveau pro Schlag. Im Rudersprint (bis ca. 350 m) ist es entscheidend, möglichst viel Kraft in kürzester Zeit zu mobilisieren. Effizienz spielt in diesem Fall eine untergeordnete Rolle.

Tipp für die Praxis

Bei korrekter Anwendung kann das Rudergerät ein Workout für den gesamten Körper bieten. Verletzungsrisiken liegen im Bereich des Rückens, insbesondere dem Lendenwirbelbereich, sowie in den Schultern. Achten Sie darauf, Verletzungen vorzubeugen, indem Sie sich sowohl auf die Beweglichkeit des Beckens, als auch auf die Rumpfstabilität fokussieren. Eine Kette ist nur so stark wie ihr schwächstes Glied. Es bringt nichts, wenn die Beine einen maximalen Impuls an den Griff bringen wollen, welcher vom Verbindungselement, dem Rumpf, nicht gehalten werden kann.

4.4.5 Übungsentwicklung von leichter zu anspruchsvoller Ausführung

1. Beginnen Sie mit dem Training am Ruderergometer, indem Sie versuchen, Ihre Schlagweite kontinuierlich zu verlängern. Beginnen Sie zunächst mit dem Erlernen der Anrollposition. Ihre Beine bleiben gestreckt. Es wird mit festem Sitz gerudert. Oberkörper und Arme erzeugen die Beschleunigungs- und Gleitphase. Achten Sie auf die korrekte Einnahme der Anrollposition.
2. Nachdem Sie die Anrollposition etabliert haben, gehen Sie zur Druckaufnahme über. Rollen Sie in die Kompression und versuchen Sie, den Griff vom Käfig wegzubewegen, indem Sie einen Stoß erzeugen. Beachten Sie, dass ein Stoß aus den Beinen und nicht aus den Armen erfolgt.
3. Gehen Sie nun zu Übung 1 zurück. Nehmen Sie die Anrollposition ein. Arme sind lang. Der Oberkörper ist in einer leichten Vorlage. Rollen Sie nun zur Druckaufnahme in einer dynamischen Bewegung, welche mit einer Rutschbewegung vergleichbar ist. Rutschen Sie zur Druckaufnahme und stoßen Sie sich OHNE Pause direkt mit den Beinen wieder ab, ähnlich wie Sie es in Übung 2 gelernt haben.
4. Versuchen Sie nun, den generierten Impuls zum Körper hin zu erhalten. Der Oberkörperschwung erfolgt kurz vor den Knien. Der Armzug unterstützt den Oberkörperschwung, um den Kraftimpuls in Richtung Körper zu erhalten.

4.4.6 Hauptfehler und Korrektur

Hauptfehler	Korrektur	Hilfestellung
Arme werden angebeugt, um den Druck aufzunehmen 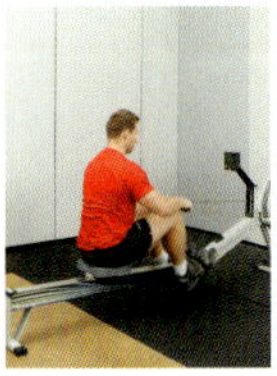	Arme locker an den Griff hängen	Ergometergriff mit einem Gurt fixieren. Schauen Sie über den Ergometerbildschirm. Erzeugen Sie einen Stoß aus den Beinen 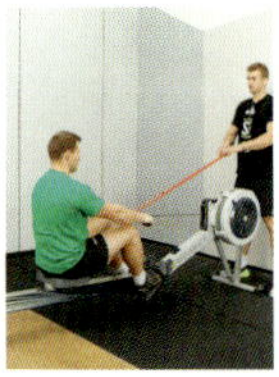
Wegstoßen der Beine, ohne eine Verschiebung des Griffs/"Kiste schieben" 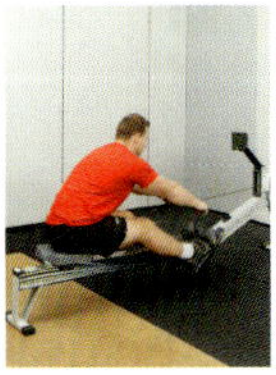	Aktivieren Sie die Rumpfmuskulatur. Der Beinstoß muss den Griff verschieben	Fixieren Sie einen Punkt an der Wand hinter dem Ergometer. Versuchen Sie nun, den Stoß aus den Beinen zu erzeugen. Schauen Sie über den Bildschirm des Ergometers. Stellen Sie den Ergometer Bildschirm hoch ein 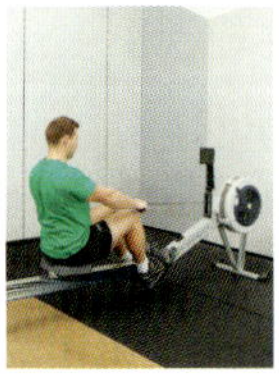
Rollbewegung in der Vorbereitungsphase erfolgt zu früh 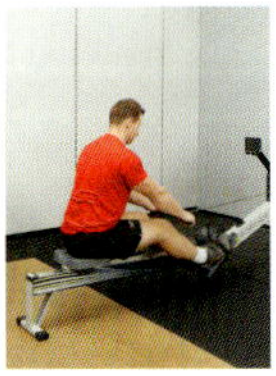	Der Griff muss die Knie passieren, bevor angerollt wird	Die Arme werden natürlich ausgestreckt. Der Oberkörper geht in eine leichte Vorlage. Der Athlet spürt ein leichtes Zwicken im Gesäß 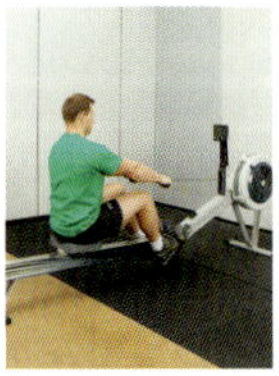

Die Zugbewegung wird mit einem runden Rücken durchgeführt 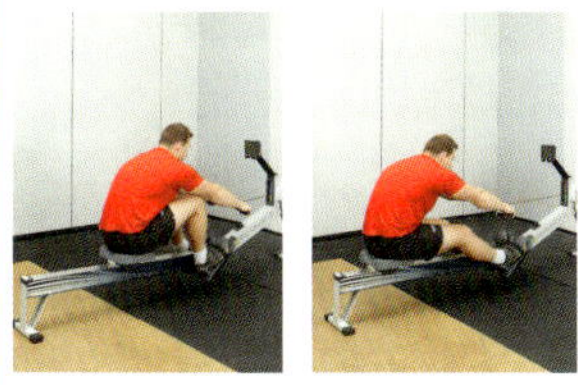	Der Rücken bleibt in der gesamten Bewegung gerade	Tape auf den geraden Rücken kleben 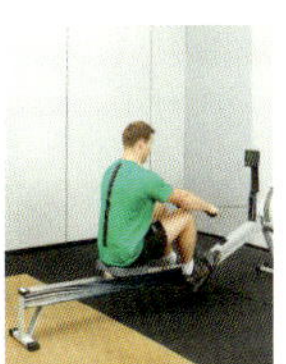

4.5 BEUGESTÜTZE (DIPS)

4.5.1 Stellenwert und Einordnung

Die Beugestütze ist ähnlich der Liegestütze als traditionelle Arm- und Schulterdruckkraft-Übung zu bezeichnen. Im Rahmen der Belastungsgestaltung bzw. einer methodischen Hinführung ist die Problematik des Kraft-Lastverhältnisses nicht ganz so gravierend wie bei den Klimmzügen, aber trotzdem durch den Einsatz des gesamten Körpergewichtes nicht ganz von der Hand zu weisen.

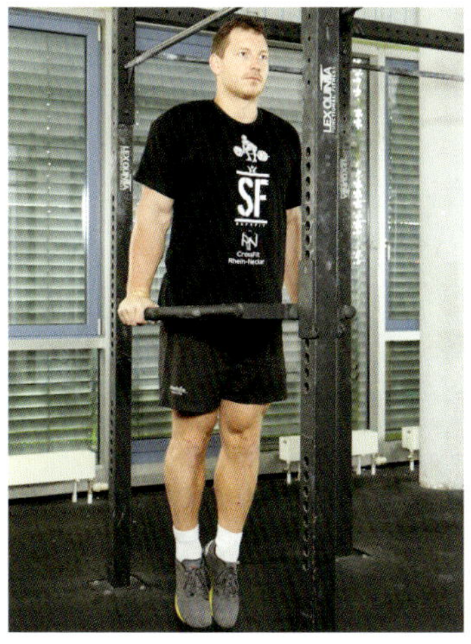

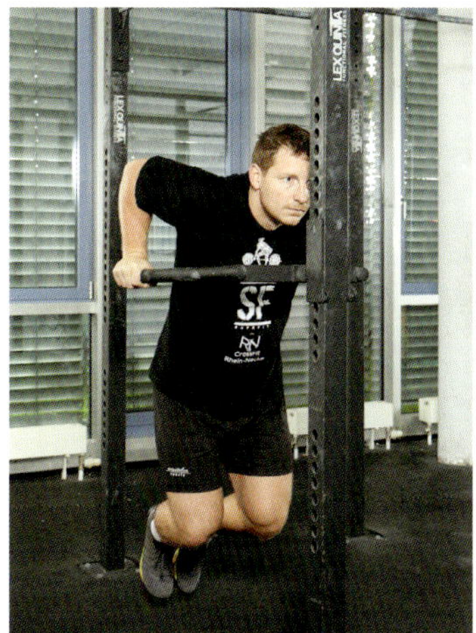

4.5.2 Übungsbeschreibung

Die Beugestützvorrichtung (Matador) oder Holmengasse ist so zu wählen, dass sie etwas breiter als schulterbreit ist. Der Sportler stützt sich in der Beugestützvorrichtung. Dabei sind Arme und Oberkörper gestreckt. Die Beine können gestreckt oder gebeugt sein, dürfen jedoch den Boden am Start und in der Bewegung nicht berühren. Bauch- und Rückenmuskulatur ist angespannt, die Arme werden bis zu einem Winkel von 90 Grad und tiefer gebeugt. Die Körperspannung wird während der gesamten Bewegung aufrechterhalten. Im Umkehrpunkt werden die Arme gestreckt, bis die Ausgangsposition wieder erreicht ist.

Tipp für die Praxis

Die Beugestütze hat noch einen präventiven Nebeneffekt für die Wirbelsäule. Das heißt, das Aushängen der Wirbelsäule in der Startposition hat einen positiven Effekt auf die Bandscheiben. In diesem Zustand (mindestens 30 Sekunden) wird die Wirbelsäule optimal ausgehängt [7].

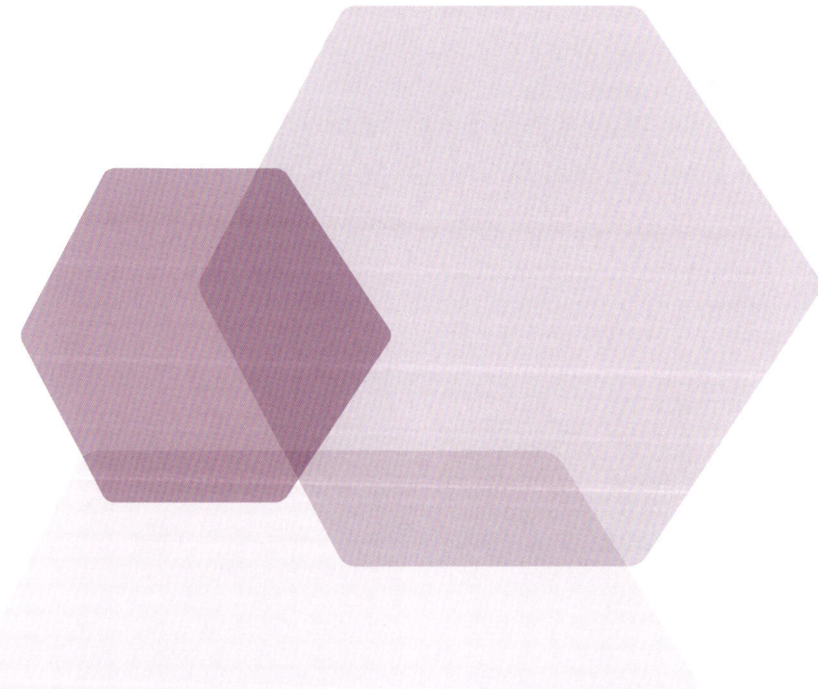

4.5.3 Übungsentwicklung von leichter zu anspruchsvoller Ausführung

Leichte Übungen	Bankdrücken mit leichten Zusatzlasten	Liegestütze	Beugestütz am Kasten rücklings
	Start- und Endposition Beugestütze halten	Vierfüßlerlauf	

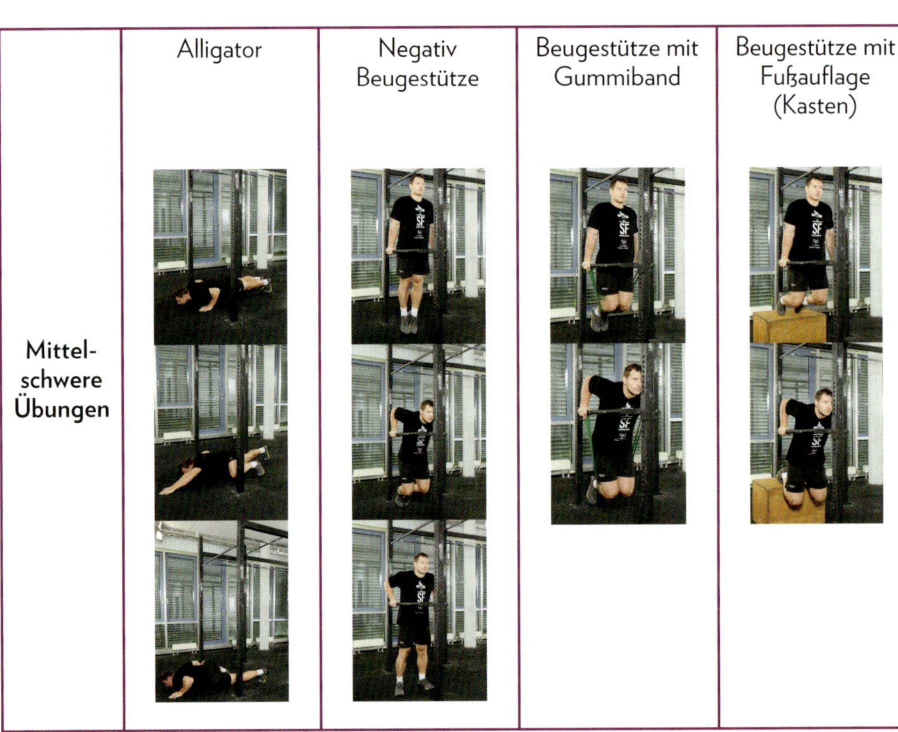

	Alligator	Negativ Beugestütze	Beugestütze mit Gummiband	Beugestütze mit Fußauflage (Kasten)
Mittel-schwere Übungen				

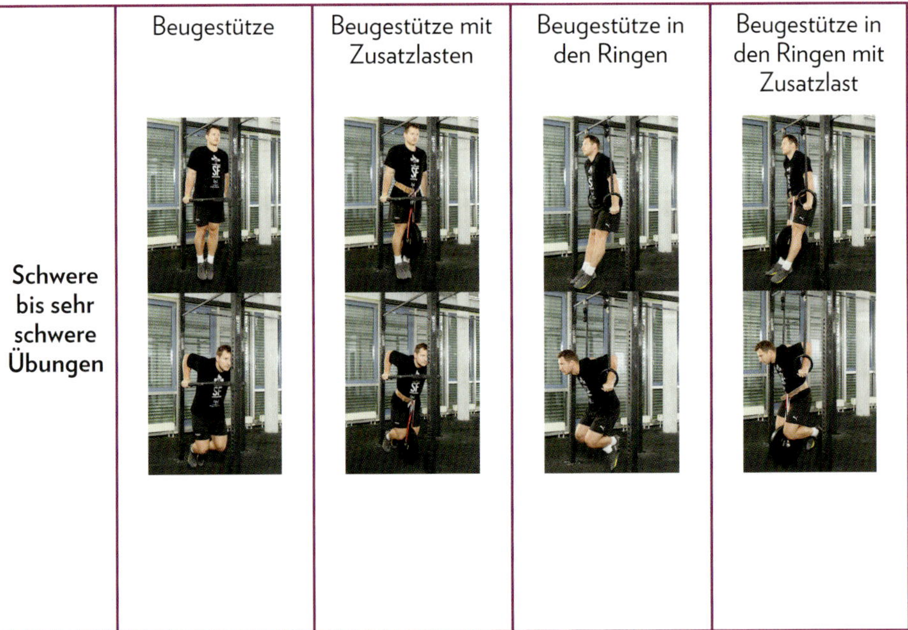

	Beugestütze	Beugestütze mit Zusatzlasten	Beugestütze in den Ringen	Beugestütze in den Ringen mit Zusatzlast
Schwere bis sehr schwere Übungen				

4.5.4 Hauptfehler und Korrektur

Hauptfehler	Korrektur	Hilfestellung
Ellenbogen nicht nah genug am Körper	Ellenbogen nah am Körper führen	Band um die Oberarme
Oberkörpervorlage zu stark	Oberkörper aufrichten	Blickrichtung Wand. Punkt fixieren
Zu schnelles Absenken	Langsames Absenken (Körper, gelenkschonend)	Zählen beim Senken des Körpers, 21, 22
Ellenbogen werden nicht tief genug gebeugt	Ellenbogen sind tiefer als 90 Grad gebeugt	Barren oder Matador so arretieren, dass in der Beugung die Zehenspitzen den Boden berühren

4.6 KETTLEBELL SWING

4.6.1 Stellenwert und Einordnung

Kettlebell-Übungen haben eine große Tradition und haben bereits vor dem 18. Jahrhundert in der Schwerathletik ihre Anwendung gefunden. In den letzten Jahren ist ein regelrechter Hype um dieses Trainingsgerät entstanden und es wurde ein umfangreicher Übungskatalog erstellt. Der Kettlebell Swing ist mit Abstand die bekannteste Übung aus dem Katalog. Ein optimales Zusammenspiel aus stabilisierender Rumpf- und Schultermuskulatur in Verbindung mit den Bewegungsmuskeln der unteren Extremitäten macht die Übung sehr komplex.

4.6.2 Übungsbeschreibung

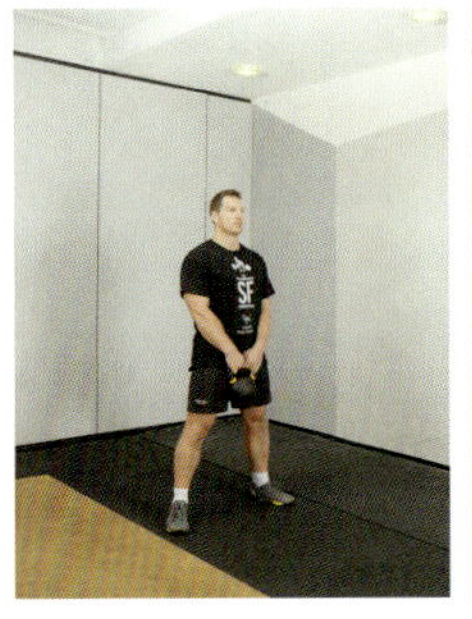
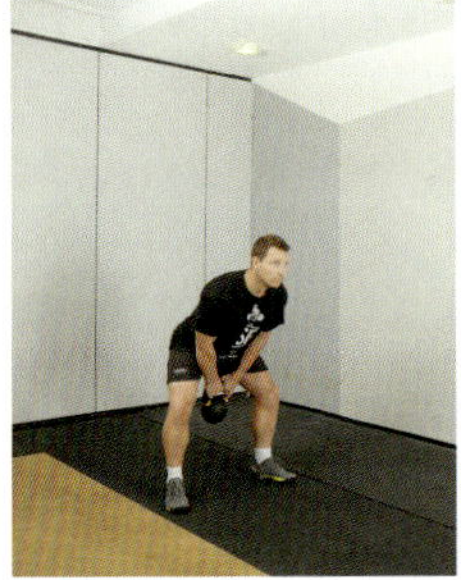
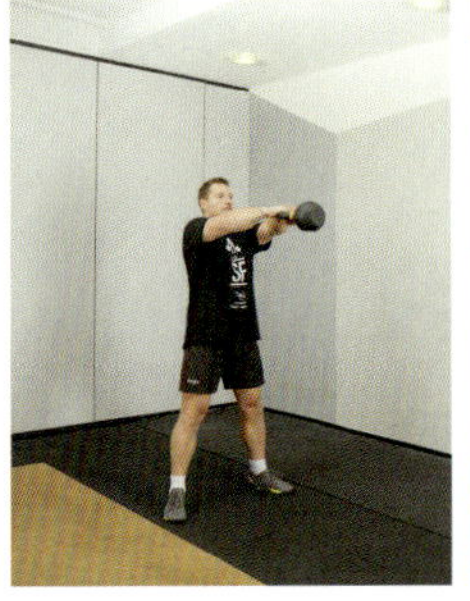
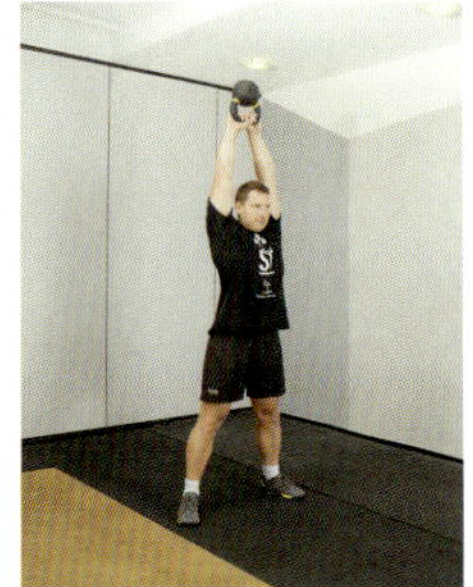

Der Sportler greift beidhändig die Kettlebell am Griff mit geradem Rücken und gestreckten Armen in den gestreckten Stand. Die Kettlebell wird nur dadurch in Schwung versetzt, dass der Sportler die Beine bei geradem Rücken mit gestreckten Armen beugt und die Kettlebell zwischen den Beinen durchführt. Der Oberkörper bleibt in der Bewegung aufrecht. Im unteren Umkehrpunkt (ca. halbe Kniebeuge) werden die Beine wieder gestreckt und durch leichten Hüfteinsatz wird die Kettlebell mit gestreckten Armen vor dem Körper über den Kopf geschwungen und mit gestreckten Armen fixiert. Der Boden der Kettlebell zeigt in der Überkopfposition zur Decke. Nach der Überkopfposition wird die Kettlebell nach unten geschwungen. Dieser Schwung wird in die nächste Wiederholung mitgenommen.

4.6.3 Methodische Hinführung zur Übung und weitere Reizentwicklungen

Die Variationen können in der Bewegungsamplitude reduziert und gesteigert werden in den die Kettle-Bell bis zur Kopf- oder Überkopfhöhe bewegt wird.

Startposition → leichtes Armpendeln ohne Hüfteinsatz mit Kettle Bell → Kettle Bell Swing mit gesteigertem Hüfteinsatz und gestreckten Armen

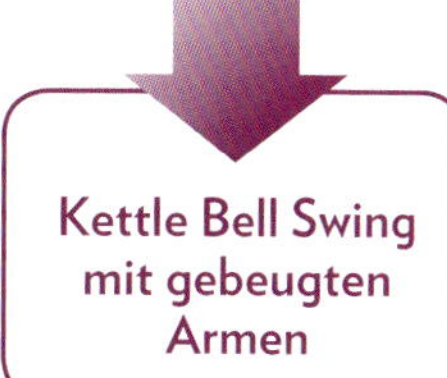

Kettle Bell Swing mit gebeugten Armen

- einen Katzenbuckel machen
- eine Hängebrücke machen
- der Skispringer

vgl. Schregle 2017

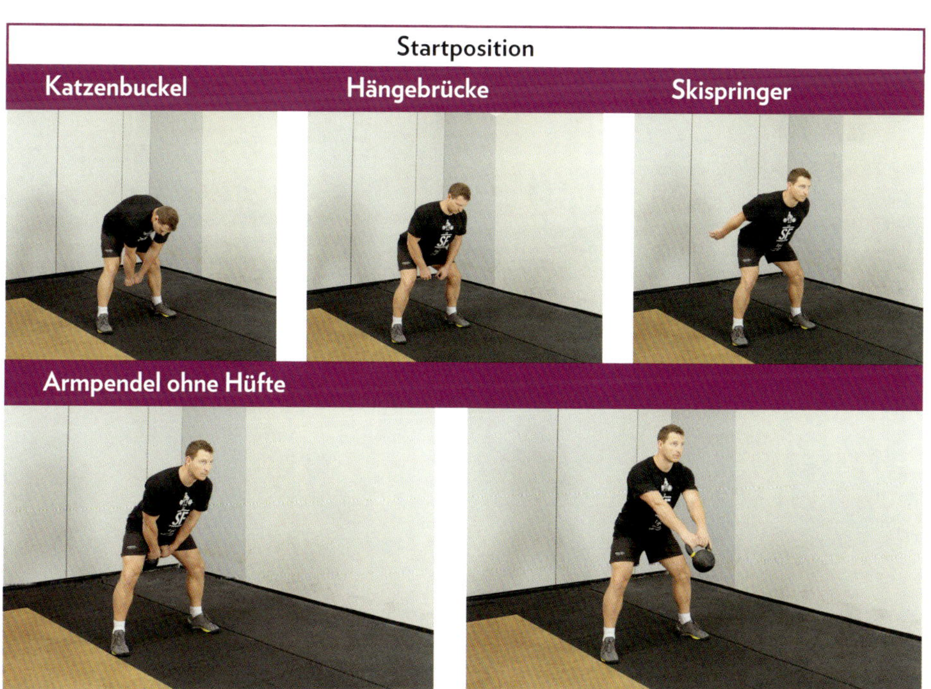

Kettlebell Swing

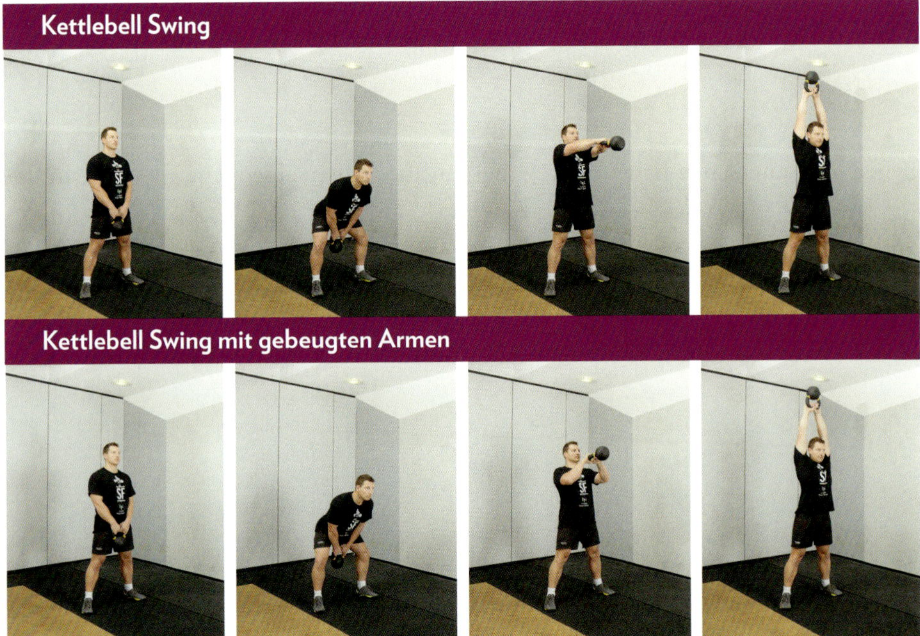

Kettlebell Swing mit gebeugten Armen

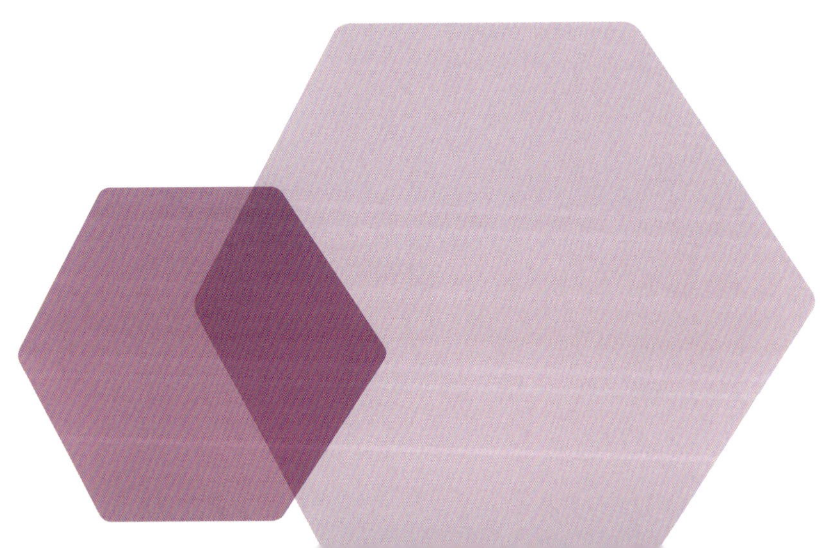

4.6.4 Übungsentwicklung von leichter zu anspruchsvoller Ausführung

Die Übungen können in die Schwierigkeit dahingehend verändert werden, dass neben den unterschiedlichen Bewegungsaufgaben unterschiedliche Gewichte für die Übungsdurchführung genutzt werden.

Mittel-schwerde Übungen	Kettlebell Swing mit gebeugten Armen bis Kopfhöhe 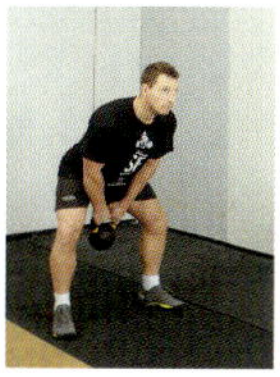 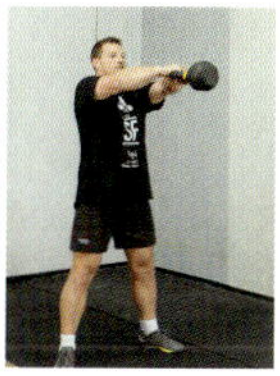	Kettlebell Swing mit gebeugten Armen bis Kopfhöhe 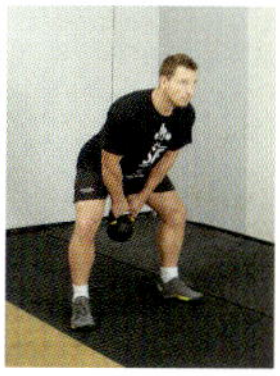 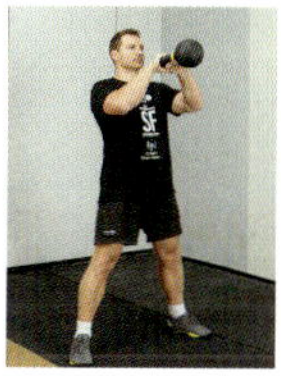
Schweren Übungen	Kettlebell Swing mit gestreckten Armen auf die gestreckten Arme über den Kopf 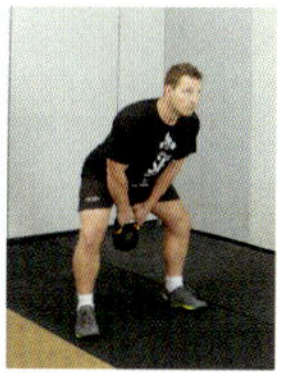 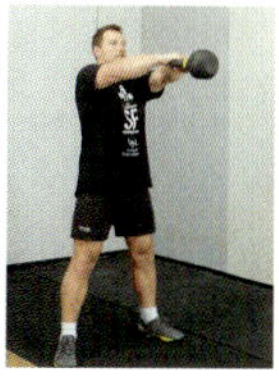 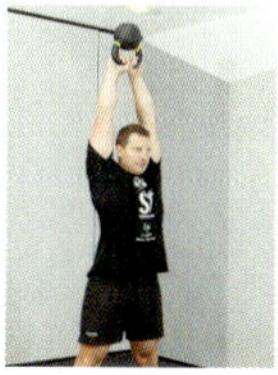	Kettlebell Swing mit gebeugten Armen auf die gestreckten Arme über den Kopf 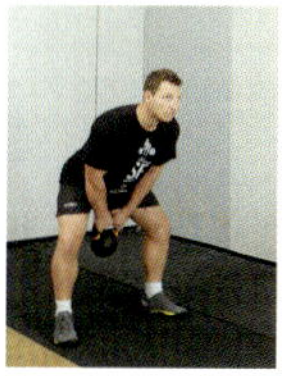 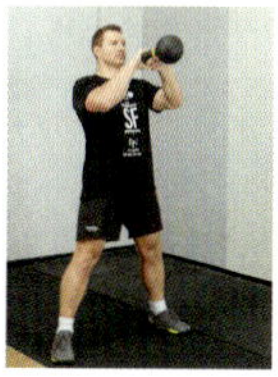 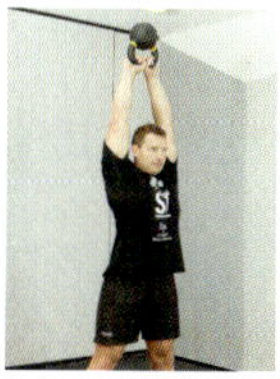

4.6.5 Hauptfehler und Korrektur

Hauptfehler	Korrektur	Hilfestellung
Rundrücken beim Schwingen 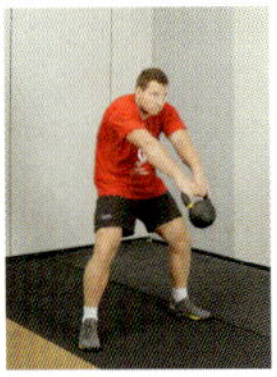	Rücken ist gerade	Tape auf den Rücken 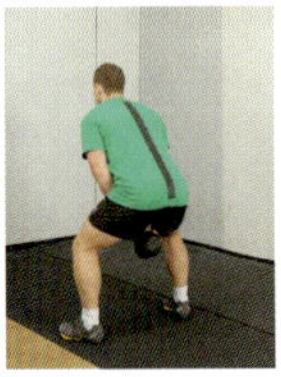 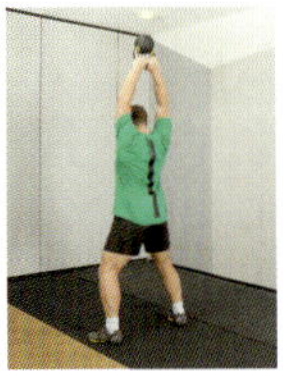
Zu starke Oberkörpervor-neigung beim Schwung 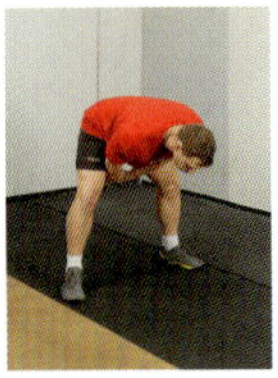	Oberkörper ist aufrecht	Kettle-Bell Swing vor der Wand (Po zur Wand) 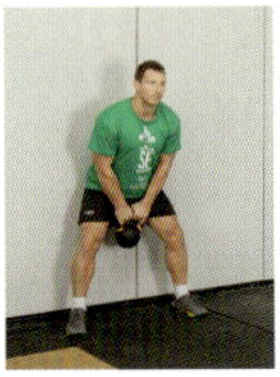 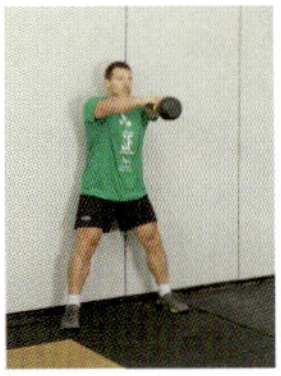
Zu starker Hüftimpuls in der Schwungbewegung 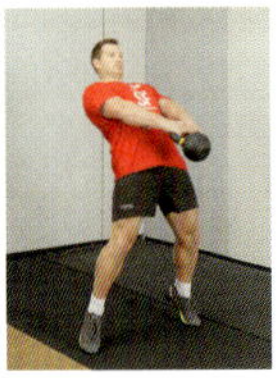	Der Impuls des Schwunges kommt aus den Beinen	Kettle-Bell Swing vor der Wand (Po zur Wand) 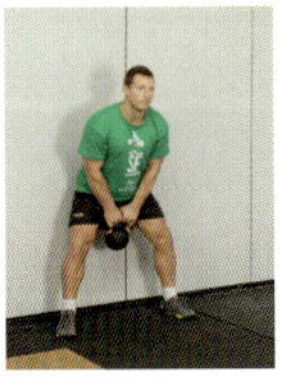 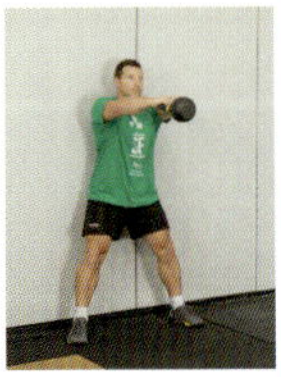

Keine synchrone Rhythmisierung der Arm-Beinbewegung im unteren Umkehrpunkt 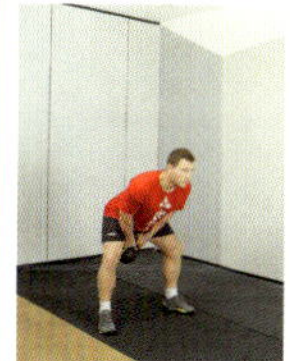 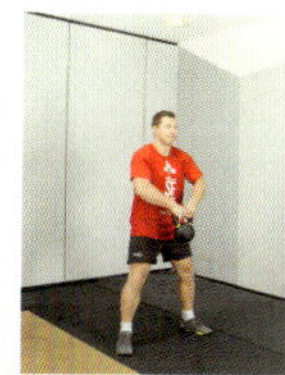 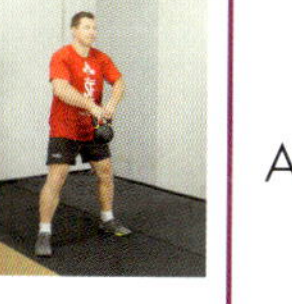	Arme und Beine werden im unteren Umkehrpunkt synchron rhythmisiert	Übung: Hock-Streck-Sprung mit Armeinsatz 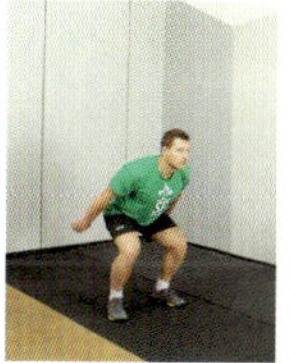 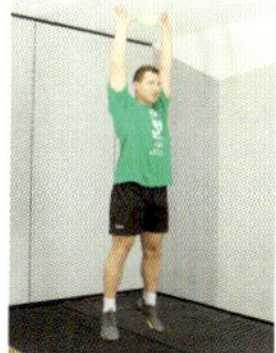
Geringe Impulsübertragung aus den Beinen in den Swing (zu Oberkörperlastig) 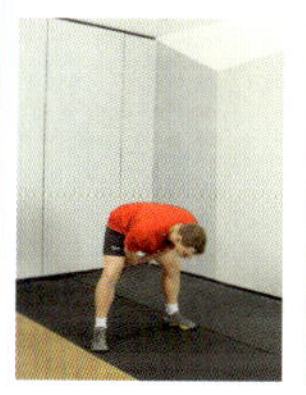 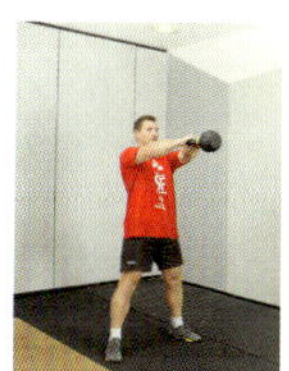	Der Impuls für den Schwung kommt aus den Bein und wird in die Arme übertragen	Übung: Hock-Streck-Sprung mit kleinen Scheiben 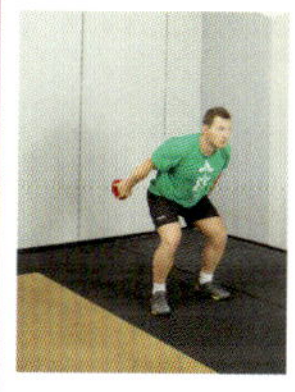 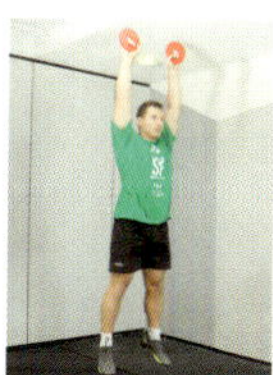

4.7 ANRISTEN (TOES TO BAR -STRICT)

4.7.1 Stellenwert und Einordnung

Die Übung Anristen hat ihren Ursprung in der Sportart Turnen und gehört zu den Grundelementen eines Turners. Die Übung setzt eine Trainingserfahrung im Bereich der Bauchmuskelübungen und Hüftbeugemuskulatur voraus. Da auch bei dieser Übung das gesamte Körpergewicht intensiv hinzugenommen wird, ist eine Entwicklung der Übung unabdingbar.

4.7.2 Übungsbeschreibung

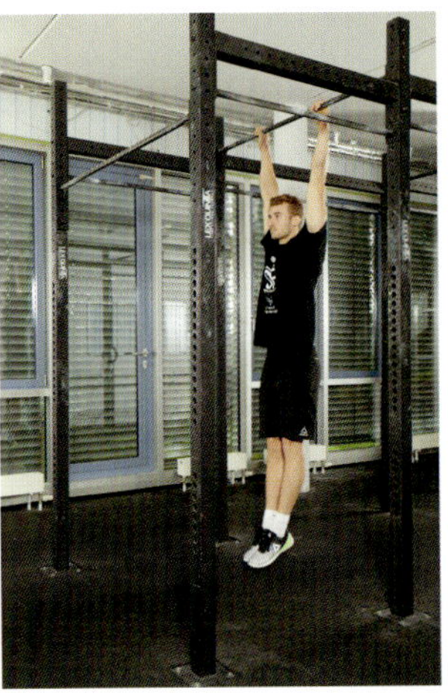

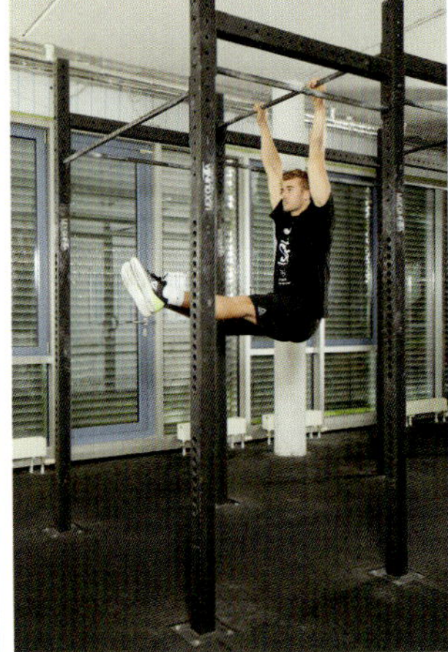

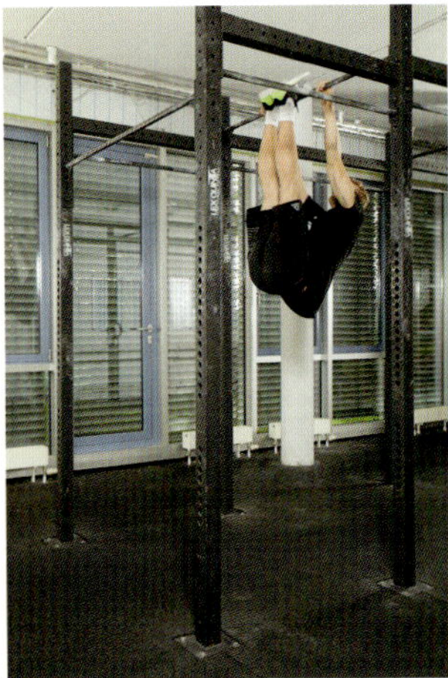

Der Sportler hängt im Ristgriff (Handrücken zeigt zum Sportler) an der Klimmzugstange im Streckruhehang. Der Sportler muss mit beiden Füßen die Klimmzugstange berühren. In der Hubphase können die Knie leicht gebeugt sein. Die Arme bleiben während der gesamten Bewegung gestreckt und werden nicht gebeugt, weil sich ansonsten der Körperschwerpunkt anheben würde. Der Kopf darf nicht in den Nacken überstreckt werden. Nachdem die Füße die Stange berührt haben, öffnet sich der Hüftwinkel und der Sportler kehrt in die Ausgangsposition zurück. Der nächste Versuch wird wieder aus der Ruhe, ohne Schwungbewegung, durchgeführt.

4.7.3 Entwicklung der Übung von leichter zu schwerer Ausführung

	Gebeugte Beine anziehen	Gestreckte Beine anziehen	Beinheben und Senken
Leichte Übungen	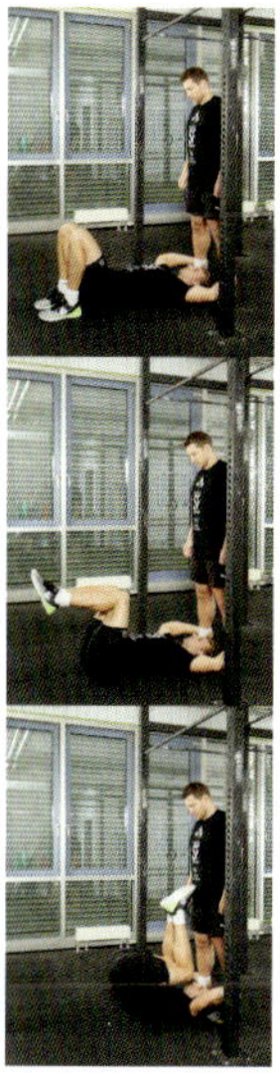	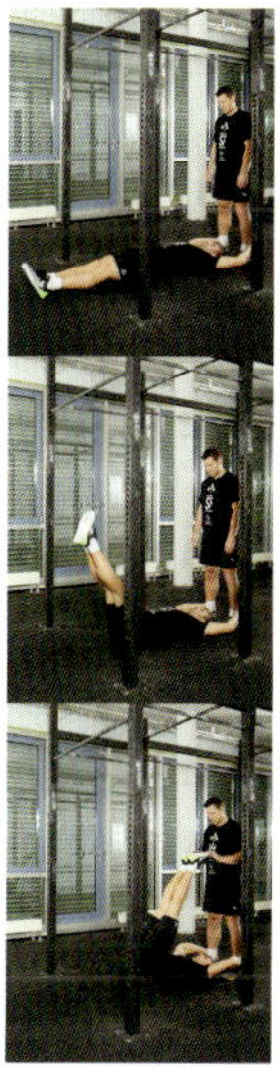	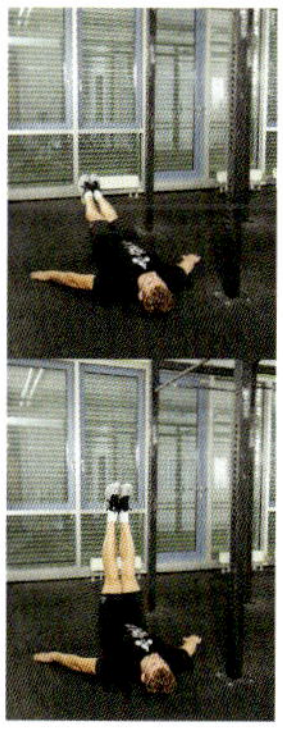
	Knieheben und Senken an der Klimmzugstange 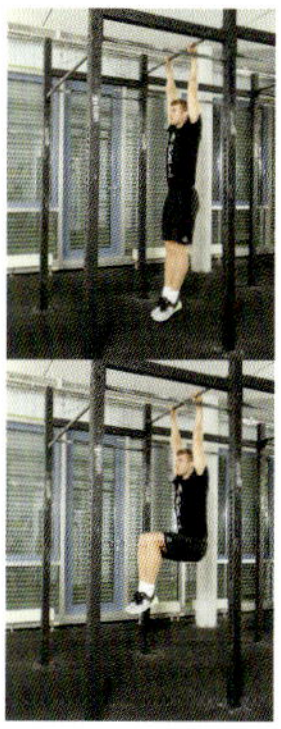	**Gebeugtes Beinheben an der Klimmzugstange** 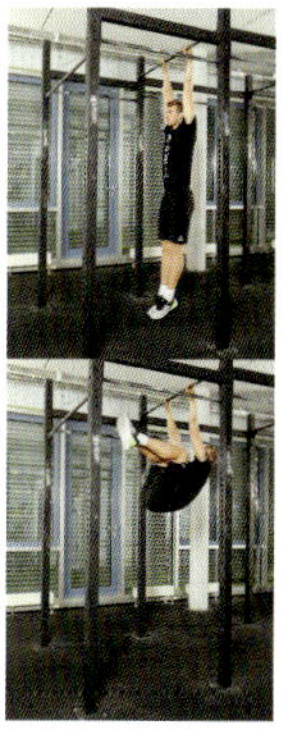	
Mittelschwere Übungen			

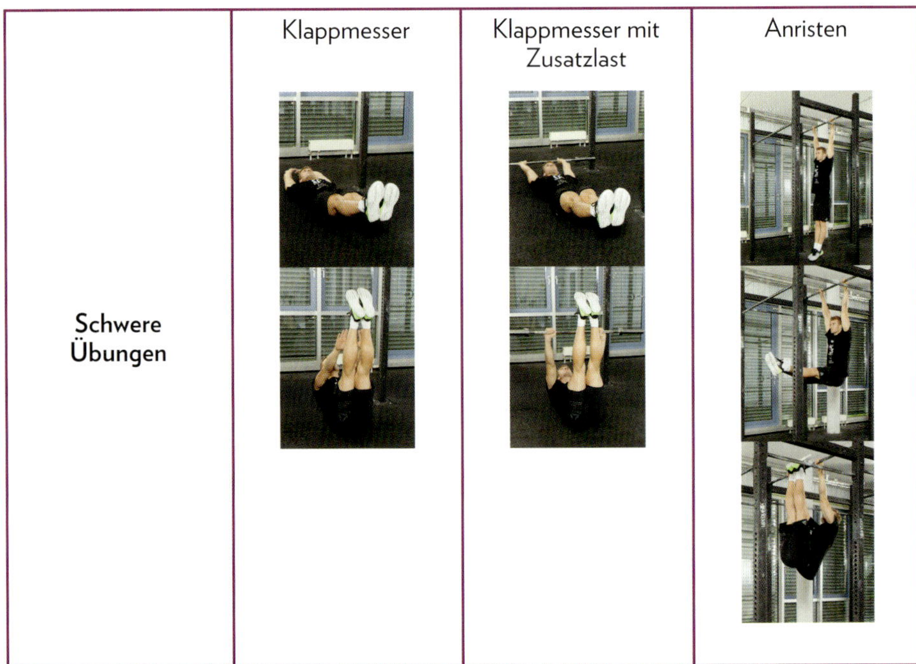

	Klappmesser	Klappmesser mit Zusatzlast	Anristen
Schwere Übungen			

4.7.4 Hauptfehler und Korrektur

Hauptfehler	Korrektur	Hilfestellung
Das Beugen der Arme während der Bewegung	Arme bleiben während der gesamten Bewegung gestreckt	Tapestreifen über den Ellenbogen

Schwungholen mit den Beinen während der Bewegung		Der Sportler wird am unteren Rücken fixiert, sodass er keinen Schwung holen kann
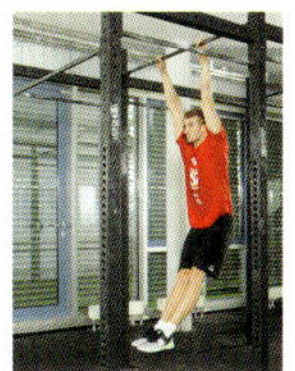 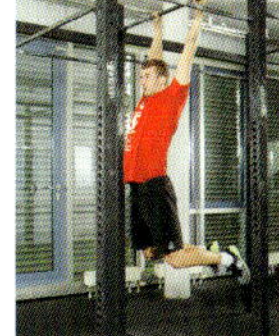	Körper bleibt während der Bewegung immer senkrecht	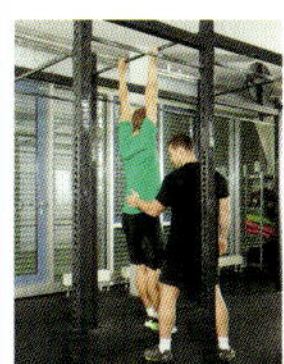 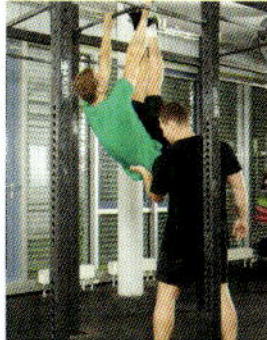

4.8 WALL-BALL

4.8.1 Stellenwert und Einordnung

Wall-Ball ist eine komplexe Übungsform und nähert sich in der Bewegungsausführung einer Kombination aus Kniebeuge vorne und Schwungdrücken (Thruster) mit der Langhantel. Neben einer kompletten Körperstreckung ist die Bewegung durch eine starke Arm- und Schulterdruckkraft bestimmt. Diese Ganzkörperübung zielt darauf ab, eine Impulsübertragung von den unteren in die oberen Extremitäten zu erreichen. Das bedeutet, dass nur ein optimales Zusammenspiel der unteren und oberen Extremitäten eine gute Bewegungsausführung erlaubt.

4.8.2 Übungsbeschreibung

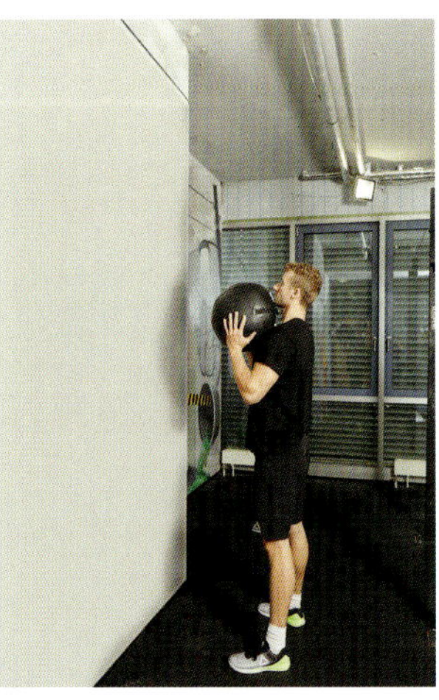
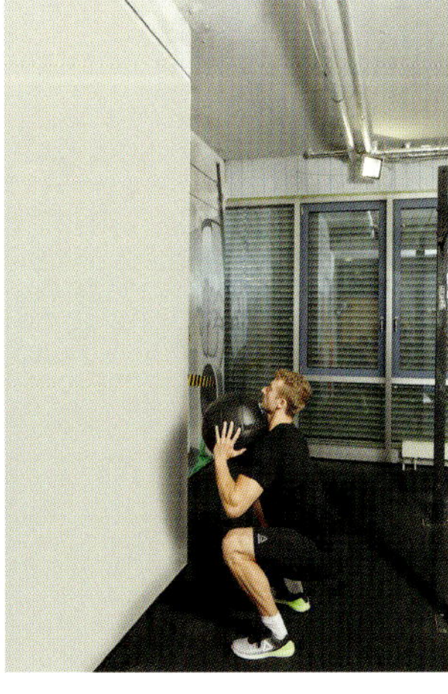
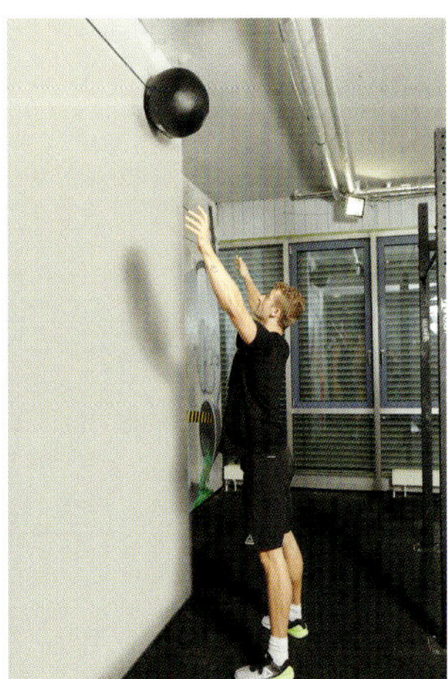

Der Sportler steht etwa eine Armlänge vor der Wand und hält den Wall-Ball mit beiden Händen in der Vorhalte. Nun beugt der Sportler die Beine, bis er eine tiefe Hocke erreicht hat (Hüftgelenk unter Kniegelenk) und streckt sich anschließend wieder. Bei der vollständigen Körperstreckung wirft er den Ball über die angegebene Markierung. Der Impuls für die Ballflugphase kommt aus den Beinen und der Armstreckbewegung. Der herabfallende Ball wird mit getreckten Armen aufgenommen, wieder mit gebeugten Armen in die Hockposition gebracht und dann in der Vorhalte zurückgeführt.

4.8.3 Entwicklung der Übung von leichter zu schwerer Ausführung

- Wall-Ball mit unterschiedlichen Gewichten (2-9 kg)
- Heavy Wall-Balls (10-30 kg)

4.8.4 Hauptfehler und Korrektur

Hauptfehler	Korrektur	Hilfestellung
Runder Rücken bei der Abwärtsbewegung 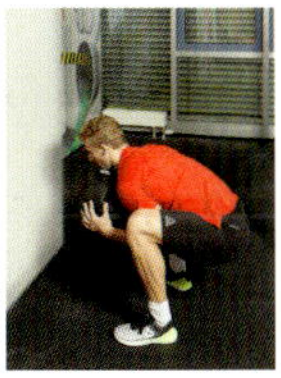	Rücken bleibt gerade	Nur das Beugen der Beine, ohne Armstreckung, isoliert üben 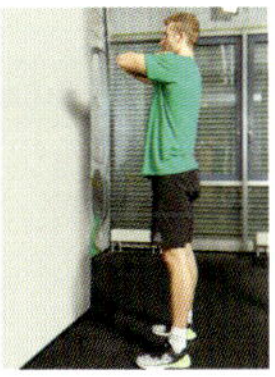 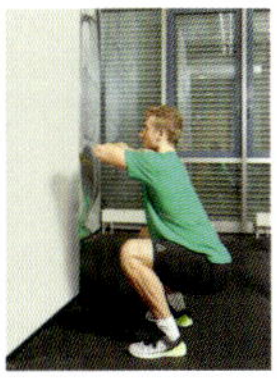
Oberkörper beugt sich nach vorne 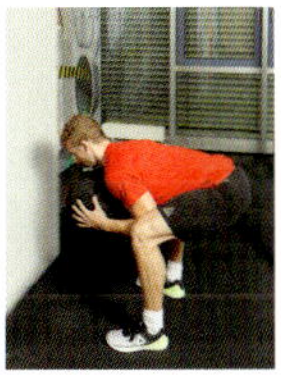	Oberkörper bleibt während der gesamten Bewegung aufrecht	Markierung an der Wand, als Blickrichtung, Ellenbogen nach oben, Ball in der Front halten 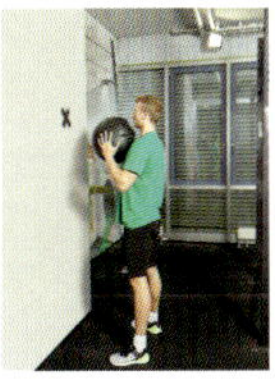 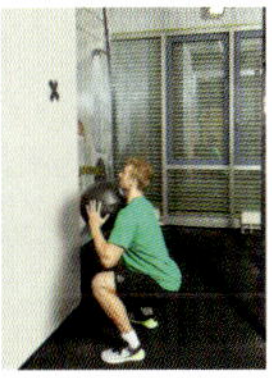 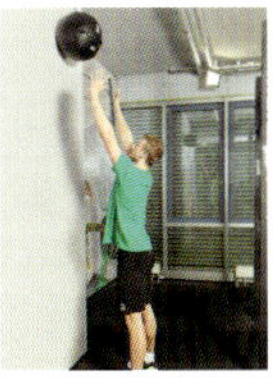
Keine stabile Beinachse 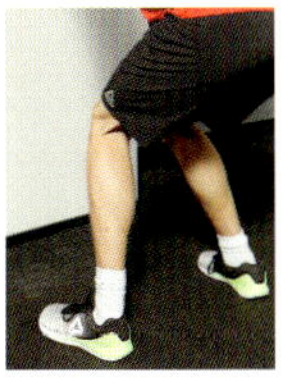	Beine (Knie) sind im Verlauf der Füße	Seil um die Beine, in jeder Bewegung stramm halten 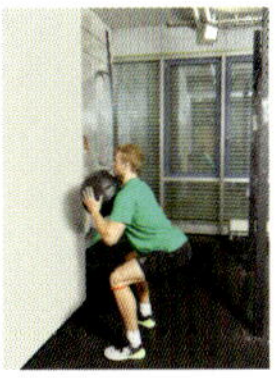

Kein synchrones Aufstehen aus dem Knie- und Hüftgelenk, Gesäß wird zuerst gehoben 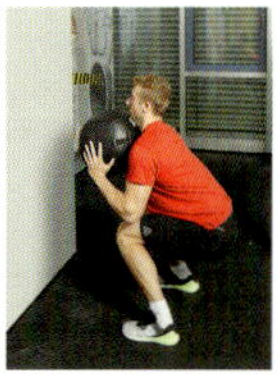 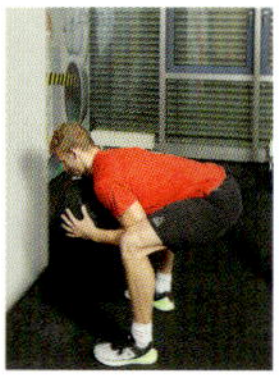	Hüft- und Kniegelenk öffnen sich parallel	Air Squats 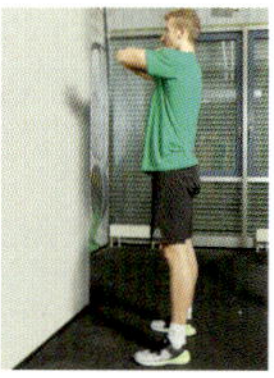 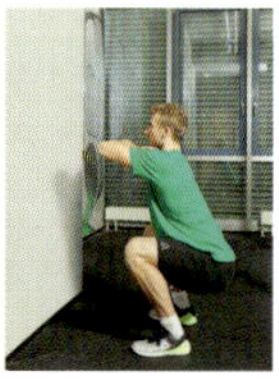
Ellenbogen berühren die Knie 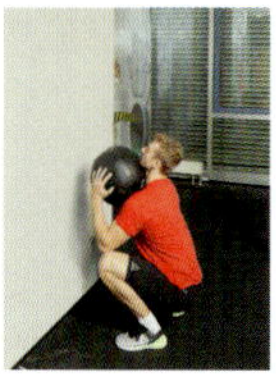	Ellenbogen berühren die Knie nicht	Ellenbogen bewusst nach oben nehmen 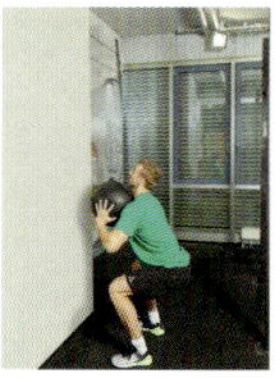
Zehenstand in der Hocke 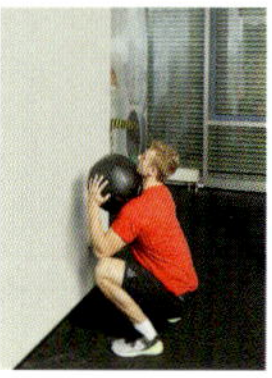	Der ganze Fuß wird in der Hocke belastet	Gummiband unter die Ferse 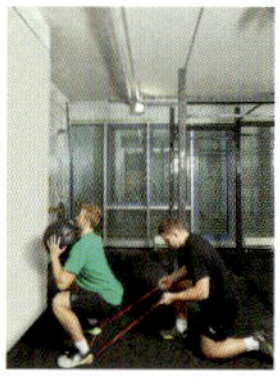 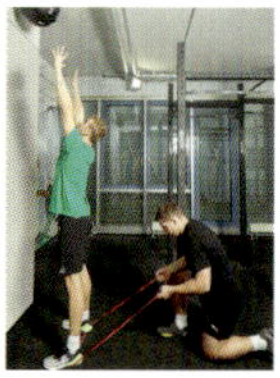

4.9 SEILSPRINGEN (SINGLE/ DOUBLE UNDERS)

4.9.1 Stellenwert und Einordnung

Das Seilspringen ist sicher in vielen Sportarten eine beliebte Aufwärmübung. Die Körpertemperatur erhöht sich in kürzester Zeit, die Pulsbelastung steigt schnell an. Das Seilspringen kann ökonomisch (mit geringem synergistischen Aufwand der Arme und Beine) nicht nur Spaß machen, sondern erhöht nachweislich die Belastungsverträglichkeit in den Sprunggelenken. Damit wird in den Spielsportarten das gewünschte Sprungvolumen erhöht. Die einfache Ausführung des Seilspringens hat einen Durchlauf pro Sprung. Die anspruchsvolle Version hat zwei Durchläufe und die professionelle Variante hat drei Durchläufe pro Sprung.

4.9.2 Übungsbeschreibung

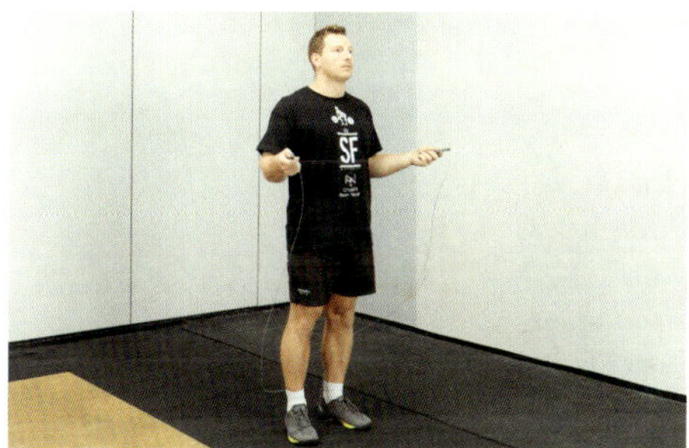

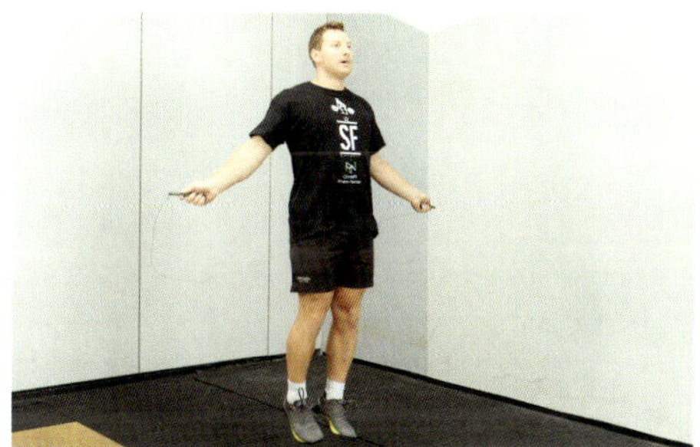

Der Sportler stellt sich auf das Sprungseil. Die Länge sollte so bemessen sein, dass sich das Seilende auf beiden Seiten in etwa auf Brusthöhe befindet. Das Seil wird mit einer beginnenden Armkreisbewegung über dem Kopf in Schwung versetzt. Ist das Seil vor dem Körper, beginnt der Sportler zu springen. Die Schwungbewegung für die weiteren Wiederholungen kommt aus der Rotationsbewegung im Handgelenk. Bei doppelten Durchschlägen wird bei einer Sprungbewegung ein doppelter Seildurchschlag durchgeführt.

Tipp für die Praxis

Die Einstellung der Seillänge wird in sehr vielfältiger Form beschrieben. Das Mindestmaß, leider nicht für die Double Under-Version geeignet, ist das Maß Hüfthöhe bis zum Boden. Diese Variante lässt allerdings keinen großen Spielraum zu, das heißt, nur eine kleine Armabduktion würde ein Einfädeln mit den Füßen nach sich ziehen.

Tipp für die Praxis

Vergleicht man einfache und doppelte Durchschläge beim Seilspringen, ist die Rhythmisierung bei einfachen Durchschlägen 1:1. Das bedeutet, der Fußgelenksprung und die Handrotation sind gleich schnell. Beim Doppeldurchschlag ist das Verhältnis 1:2. Das heißt, der Fußgelenksprung wird bewusst langsamer durchgeführt bei gleichzeitiger schneller Handgelenkrotation. Um Doppeldurchschläge vorzubereiten, empfiehlt es sich, Einfachdurchschläge mit einem kräftigen Abdruck im Fußgelenk und einer langen Flugphase zu üben.

4.9.3 Methodische Hinführung zur Übung und weitere Reizentwicklungen

Seilspringen mit Einfachdurchlägen (Einfach Hochspringen und die Hände einfach an die Hüfte klatschen)

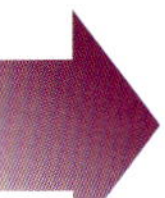

Wechsel von Einfach- und Doppeldurchschlägen (Einfach Hochspringen und die Hände doppelt an die Hüfte klatschen)

Seilspringen mit Doppeldurchschlägen

Seilspringen

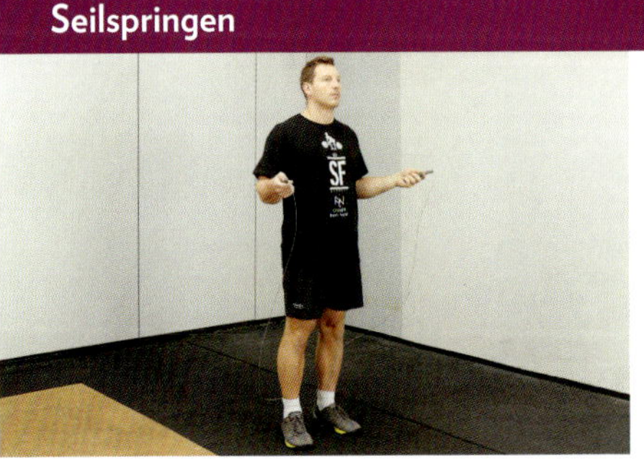

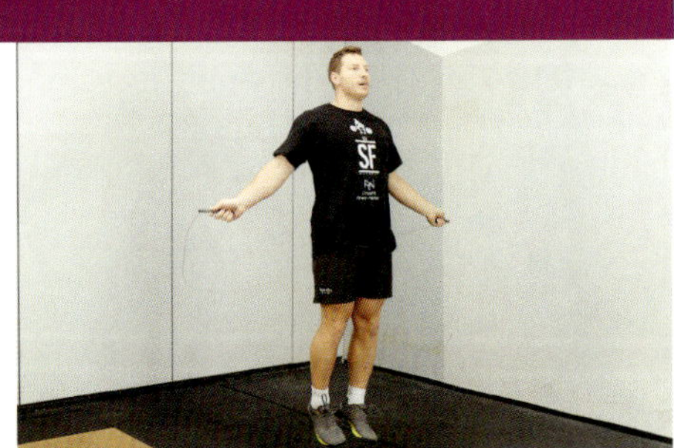

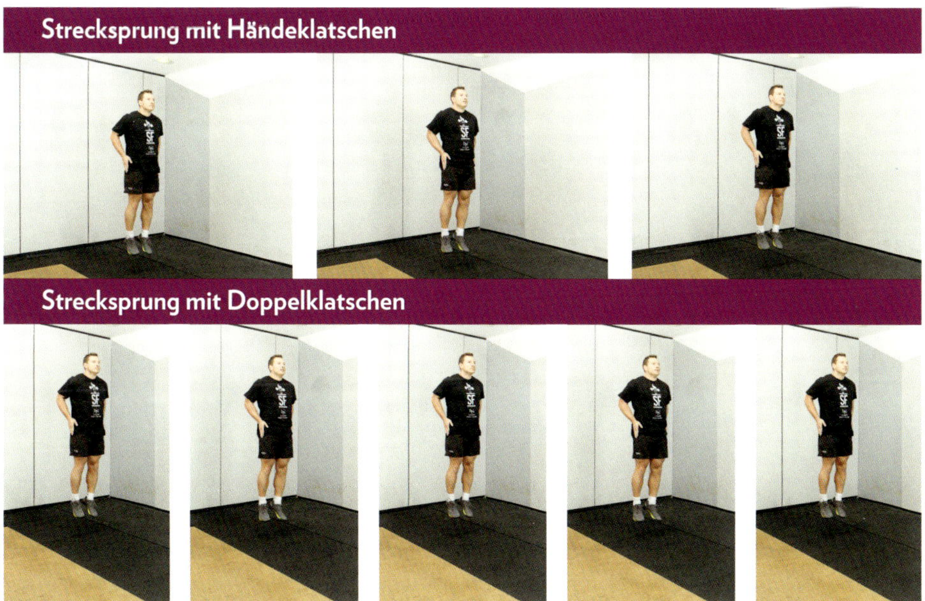

4.9.4 Hauptfehler und Korrektur

Hauptfehler	Korrektur	Hilfestellung
Hände sind weit seitlich vom Körper entfernt	Arme sind nah am Körper (Ellenbogen sind am Körper)	Gummiband um Körper und Arme legen und Seilspringen
Der Rotationsimpuls kommt aus den Armen	Der Rotationsimpuls kommt aus den Handgelenken	Gummiband um Körper und Arme legen und Seilspringen

Die Knie werden beim Sprung gebeugt (keine Fußgelenksprünge) 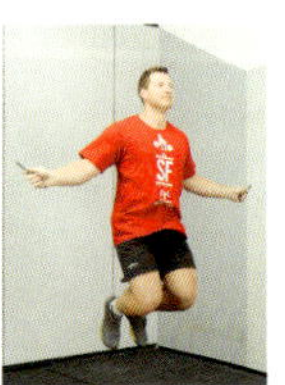	Der Sprung kommt aus dem Fußgelenk mit gestreckten Beinen	Fußgelenksprünge in unterschiedlichen Höhen 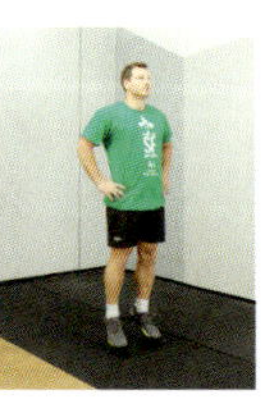 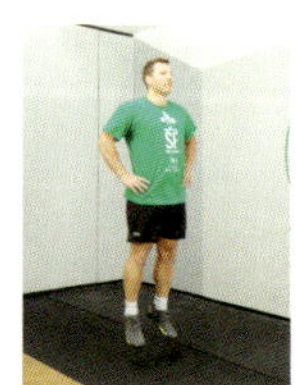
Die Beine werden beim Springen gestreckt nach vorne genommen 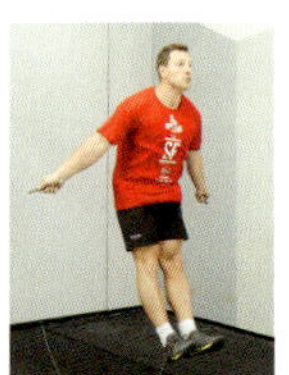	Der Körper ist beim Springen vollständig gestreckt und bildet eine Gerade	Sprung, bei dem die Hände an der Hüfte klatschen 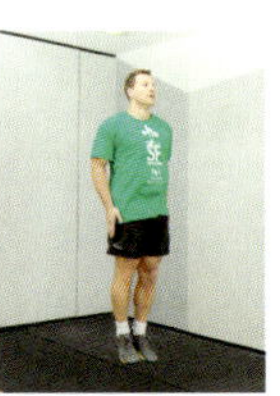 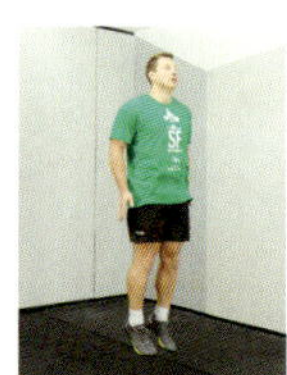

4.10 HANDSTANDHALTEN (HANDSTAND HOLD)

4.10.1 Stellenwert und Einordnung

Die Übung Handstandhalten ist ebenfalls eine Turnerübung und gehört zur Basisausbildung eines Turners. Der Nutzen dieser Übung liegt eindeutig in der ganzkörperstabilisierenden Wirkung mit dem Fokus auf Rumpf und obere Extremitäten. Da es sich hier um eine statische Beanspruchung handelt, ist der Übertrag auf die Bewegungsmuskeln geringer einzuschätzen. Trotzdem ist es zwingend notwendig, das Handstandhalten auszuprägen, damit Handstanddrücken und Handstandlaufen vorbereitet werden können.

4.10.2 Übungsbeschreibung

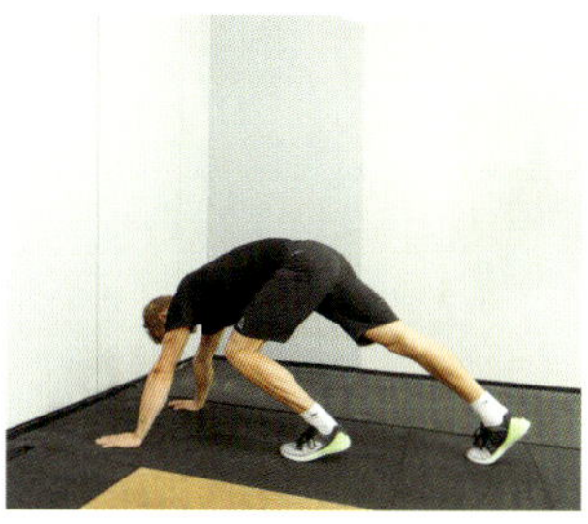
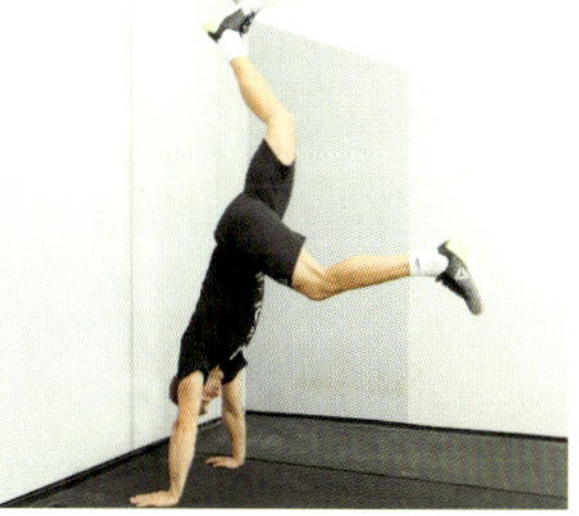
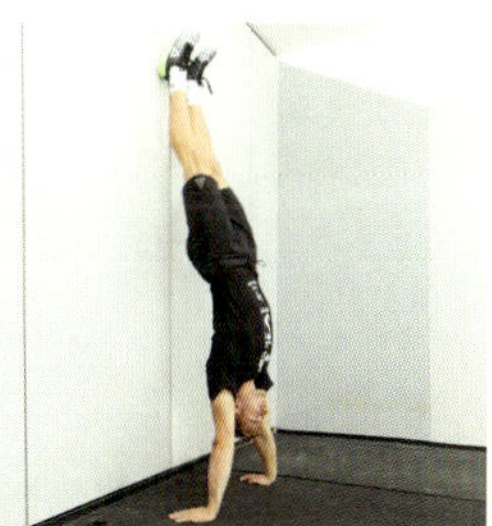

Der Sportler setzt die Hände in etwa eine Unterarmlänge von der Wand entfernt in Schulterbreite auf den Boden auf und schwingt sich in den Handstand gegen die Wand auf. Die Füße können die Wand berühren. Sie sind zusammen, der Bauch ist angespannt, so dass sich der Sportler in keiner Überstreckung der Wirbelsäule befindet.

4.10.3 Übungsentwicklung von leichter zu anspruchsvoller Ausführung

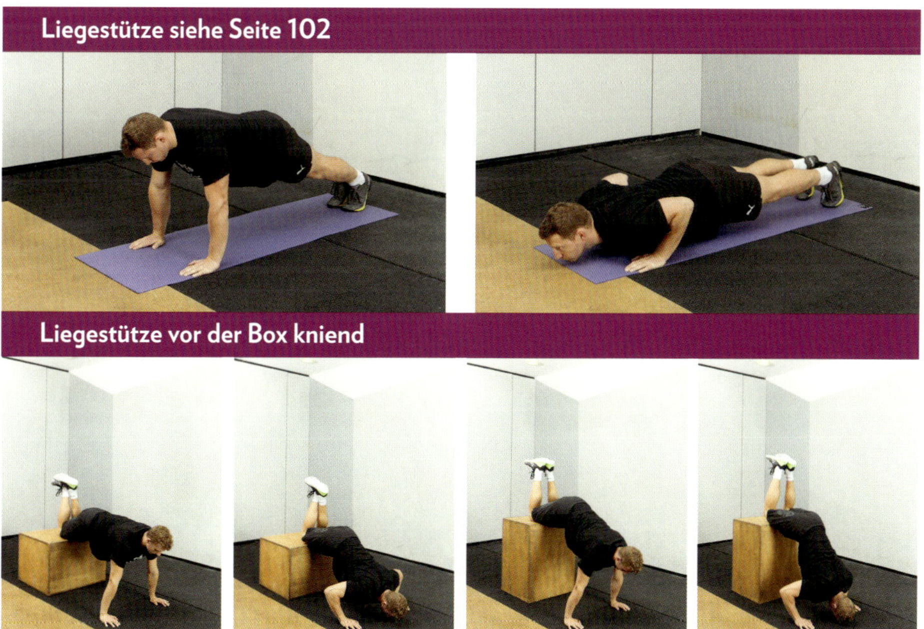

Kraftdrücken

Kettlebell drücken

An der Wand rückwärts hochlaufen (Hände sind fest am Boden)

L-Position an der Wand:

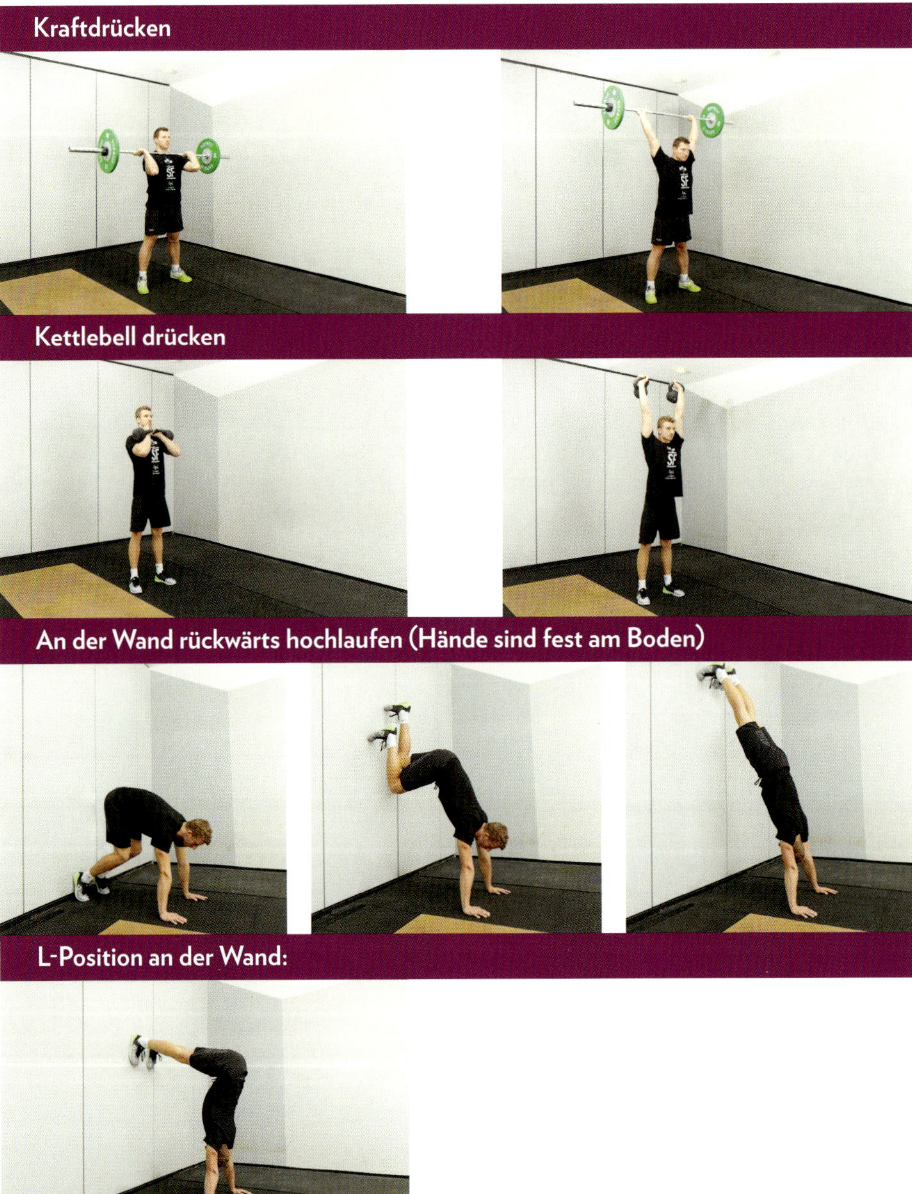

An der Wand rückwärts hochlaufen (Hände gehen mit zurück)
Handstand gegen die Wand

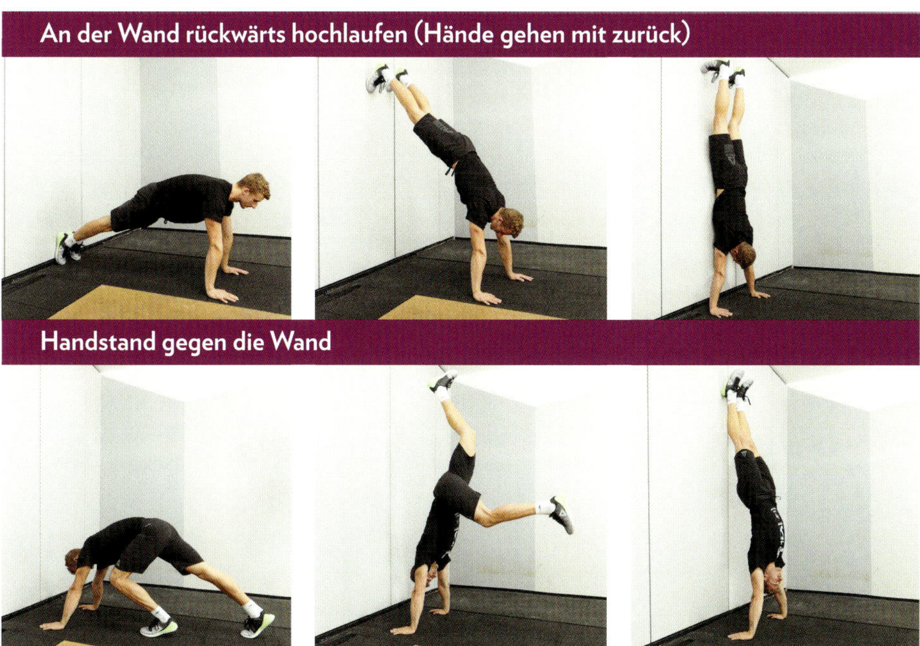

4.10.4 Hauptfehler und Korrektur

Hauptfehler	Korrektur	Hilfestellung
Arme sind nicht gestreckt	Arme müssen gestreckt sein	Kraftdrücken mit Fokus auf die Armstreckung
Beine haben einen Öffnungswinkel	Beine müssen geschlossen bleiben	Füße an den Fußgelenken zusammenbinden

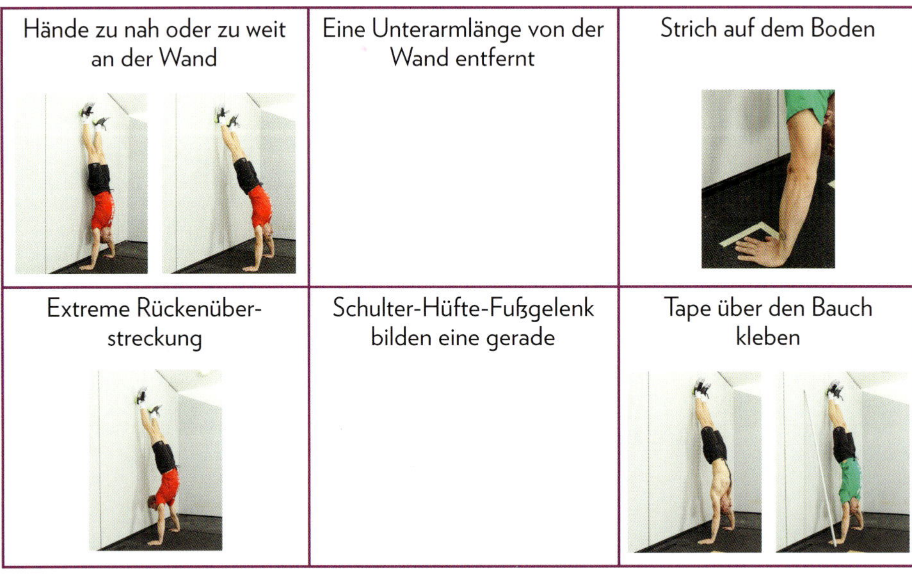

Hände zu nah oder zu weit an der Wand	Eine Unterarmlänge von der Wand entfernt	Strich auf dem Boden
Extreme Rückenüber-streckung	Schulter-Hüfte-Fußgelenk bilden eine gerade	Tape über den Bauch kleben

4.11 BURPEES

4.11.1 Stellenwert und Einordnung

Der Burpee ist mittlerweile eine der populärsten Übungen aus dem HIT (High Intensity Training) und wird häufig angewendet, wenn die Pulsbelastung in kurzen Zeiteinheiten maximal nach oben getrieben werden soll. Die Einzelbewegungen (Liegestütze und Sprung) benötigen keine maximale Ausprägung in der Bewegungsausführung, verlangen jedoch einen guten Bewegungsrhythmus.

4.11.2 Übungsbeschreibung

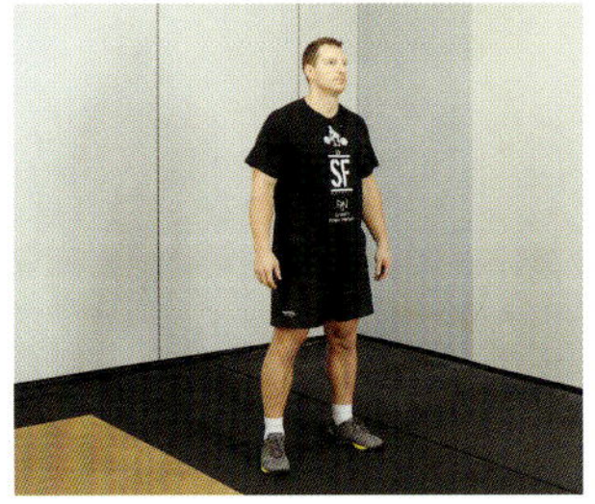

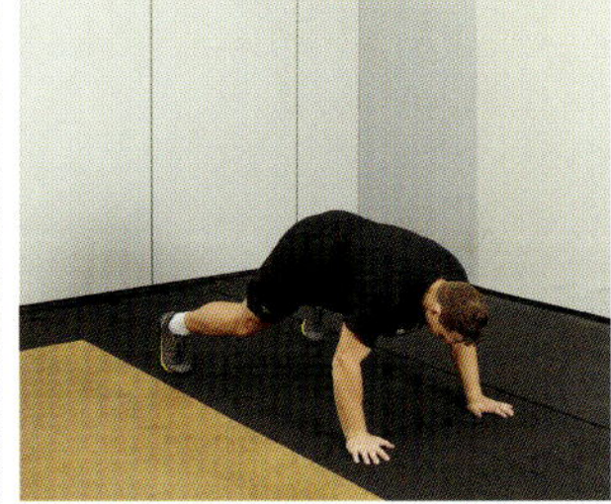

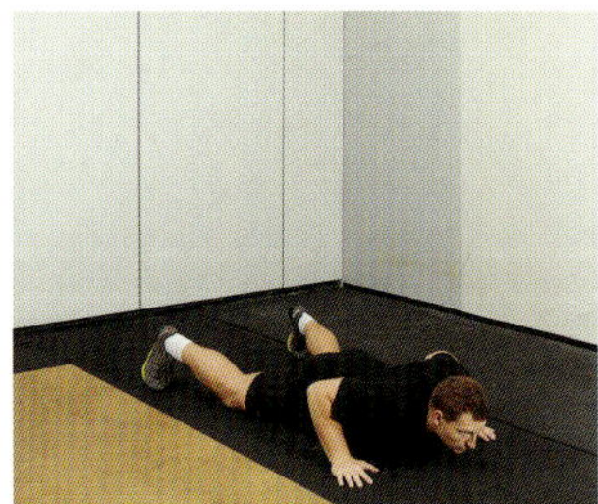

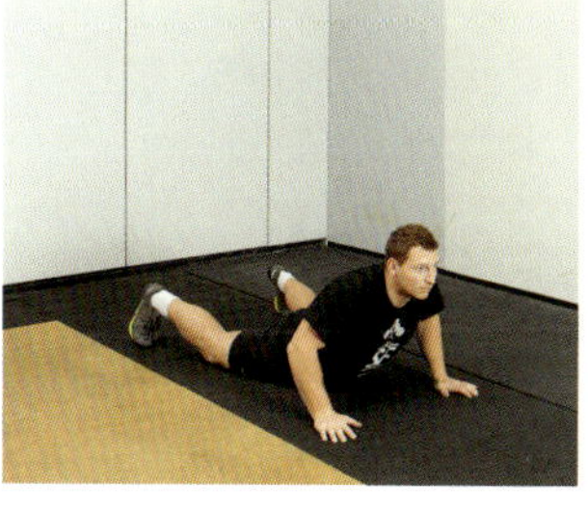
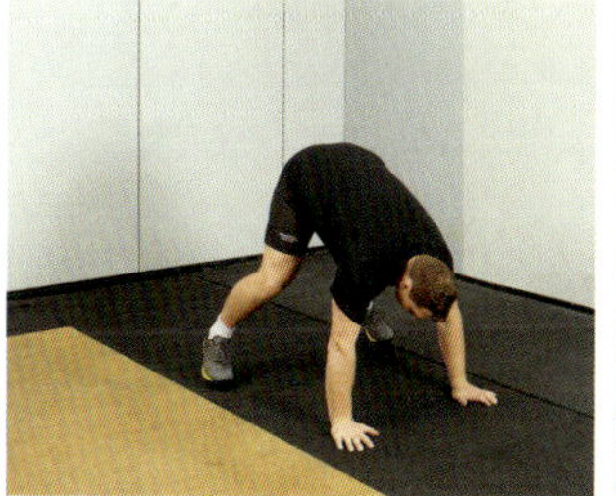
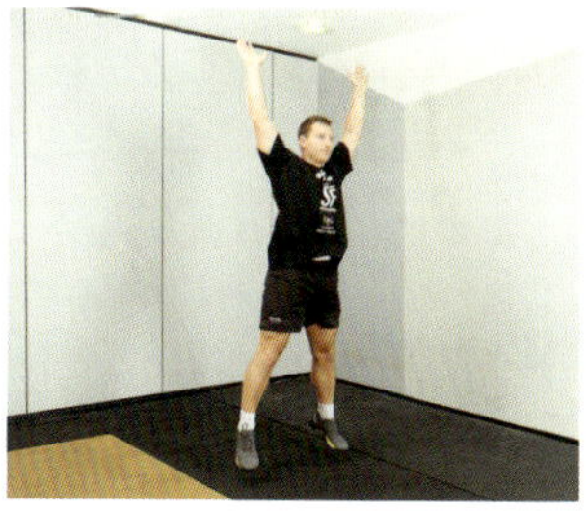

Der Sportler ist im parallelen Stand und begibt sich in Bauchlage, indem er gleichzeitig die Beine nach hinten bringt und abstützend mit den Händen den Oberkörper zum Boden bringt. Der gesamte Brustkorb liegt auf dem Boden. Nun wird eine Liegestütze ausgeführt. Um ökonomisch zu arbeiten, kann die Liegestütze mit Fokus auf die Armstreckung begonnen werden. Der Sportler führte eine kleine Welle durch. Dabei müssen Bauch- und Rückenspannung aufrechterhalten bleiben. Nach der Liegestütze werden die Beine parallel oder in Schrittstellung schnell an den Körper herangezogen und anschließend ein Strecksprung durchgeführt. Dabei werden die Arme über den Kopf gestreckt.

Tipp für die Praxis

Aufgrund der niedrigen Verletzungsgefahr eignet sich diese Übung perfekt für das Ausdauertraining und auch als Training des Stehvermögens.

4.11.3 Übungsentwicklung von leichter zu anspruchsvoller Ausführung

Schritt-Burpees (hinlegen und aufstehen)

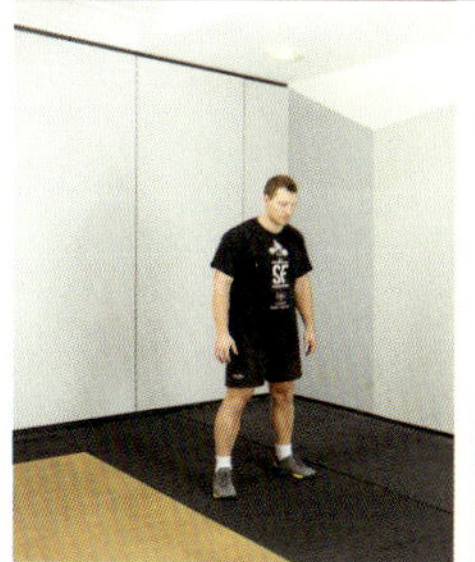
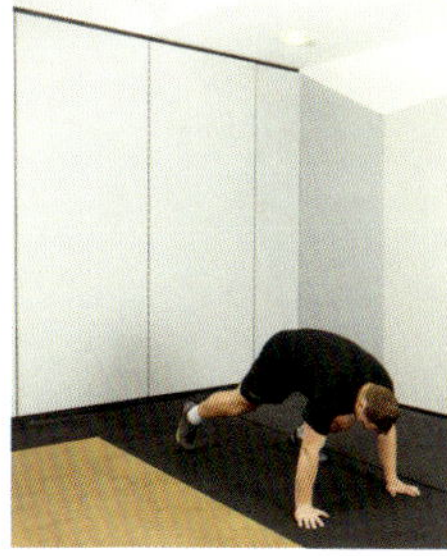
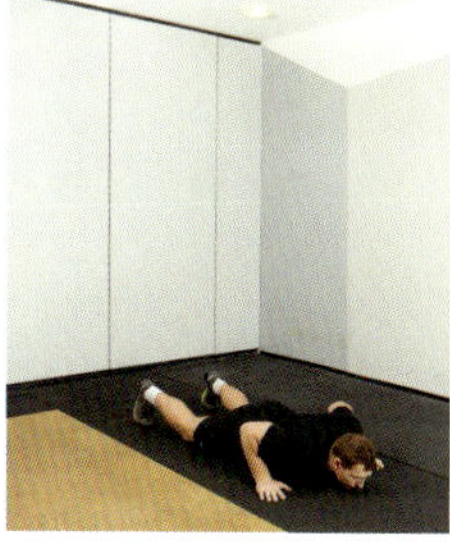
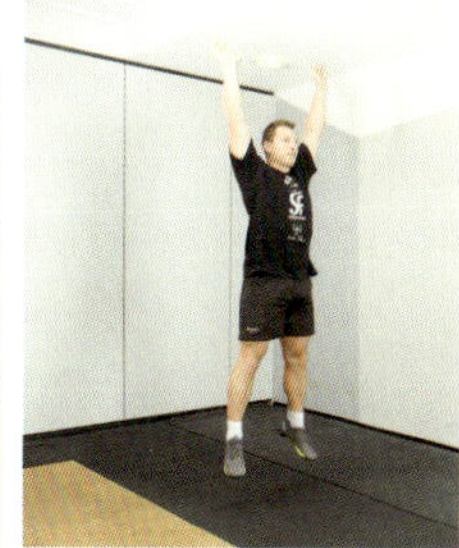

Schritt-/Sprung-Burpees (hinlegen und aufstehen)

Schritt-/Sprung-Burpees (hinlegen und aufstehen)

Burpees

Burpess to Target

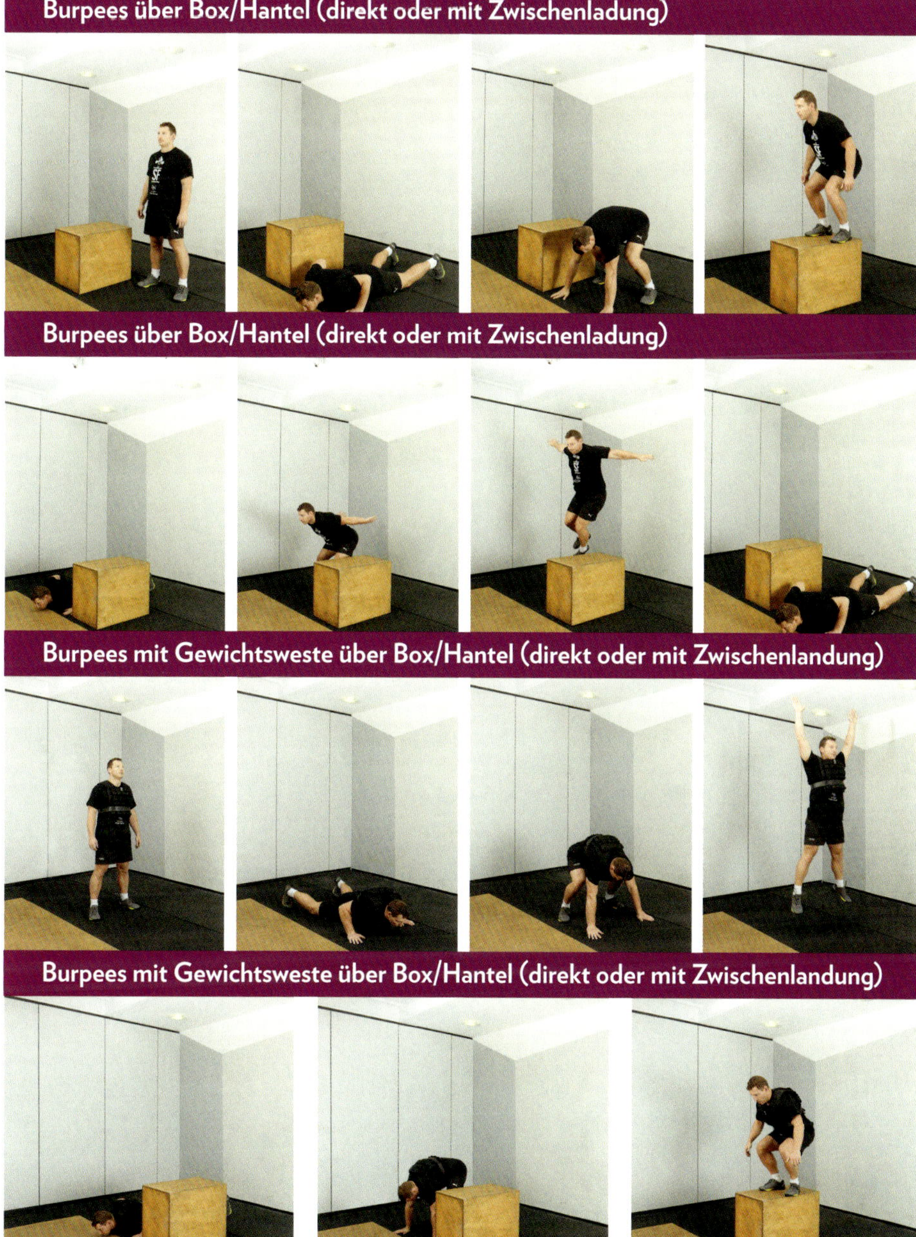
Burpees über Box/Hantel (direkt oder mit Zwischenladung)
Burpees über Box/Hantel (direkt oder mit Zwischenladung)
Burpees mit Gewichtsweste über Box/Hantel (direkt oder mit Zwischenlandung)
Burpees mit Gewichtsweste über Box/Hantel (direkt oder mit Zwischenlandung)

4.11.4 Hauptfehler und Korrektur

Hauptfehler	Korrektur	Hilfestellung
Füße werden zwischen die Hände gesetzt 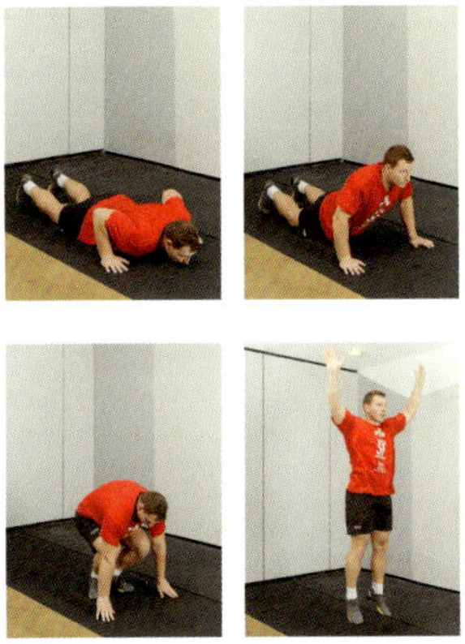	Füße werden neben die Hände gesetzt	Markierung auf dem Boden 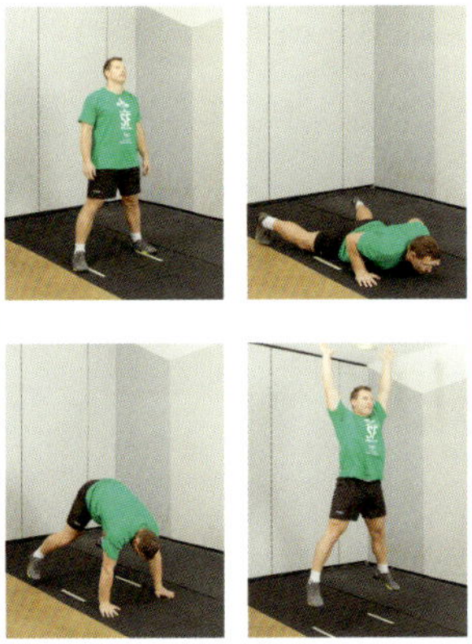

4.12 BOX JUMP

4.12.1 Stellenwert und Einordnung

Box Jumps ist ein sehr effizientes Trainingsmittel zur Verbesserung der plyometrischen Sprungkraftfähigkeit. Die besondere Ausführung der Box Jumps im Rahmen von kurzen Bodenkontaktzeiten stellt eine hohe Anforderung an die Physis des passiven und aktiven Bewegungsapparates. Das heißt, nicht nur das Zusammenspiel des Nerv-Muskelsystems in den unteren Extremitäten ist entscheidend für optimale Box Jumps, sondern auch die Fähigkeit, Energie in der Achillessehne zu speichern und schnell wieder abzugeben [6]. Im Crosstraining liegt das Hauptziel in einer hohen Wiederholungszahl pro Zeiteinheit, um eine Verbesserung der Energiebereitstellungsprozesse zu realisieren.

4.12.2 Übungsbeschreibung

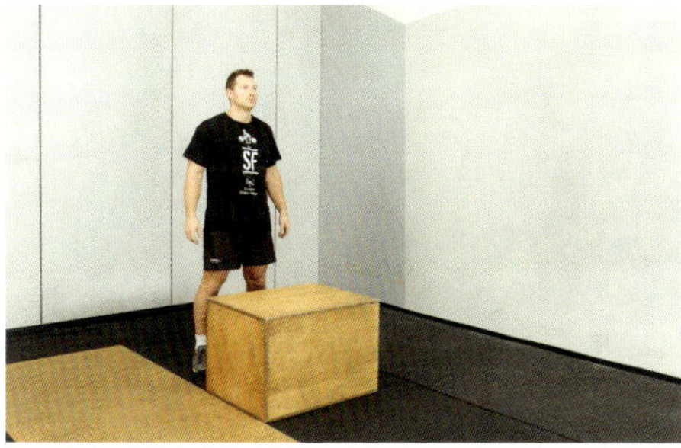

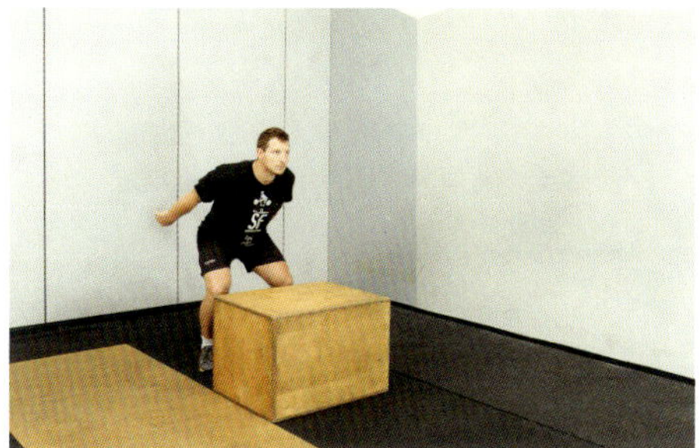

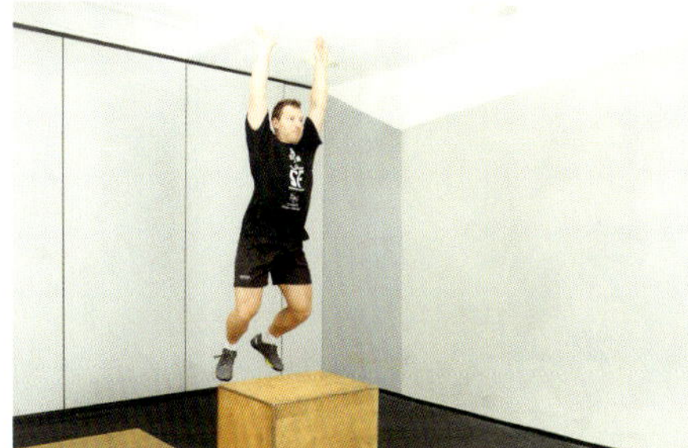

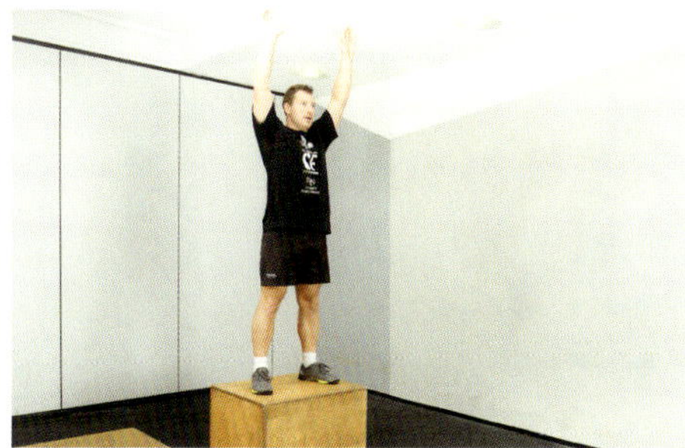

Der Sportler steht ca. 20-30 cm vor der Box. Mit den Beinen macht er eine kleine Auftaktbewegung, indem er die Beine leicht beugt und schnell wieder streckt. Der Sprung wird durch eine Schwungbewegung der Arme verstärkt. Beim Beugen der Knie werden die Arme von Hüfthöhe nach unten gezogen und beim Strecken der Beine mit nach oben beschleunigt, auf- und verharren in Brusthöhe. Der Sportler springt mit beiden Füßen ab und landet beidbeinig und synchron auf der Box. Die Landung sollte möglichst hoch (Beine nicht zu tief gebeugt) sein. Auf der Box werden die Beine dann vollständig gestreckt. Um die Effizienz der Übung zu verbessern, wird die nächste Wiederholung in einem Drop Jump-Modus durchgeführt. Der Sportler springt rückwärts von der Box, hat am Boden eine kurze Kontaktzeit und springt direkt wieder auf die Box.

Tipp für die Praxis

Diese Effizienz muss jedoch physiologisch vorbereitet sein, weil hier sehr hohe Kräfte auf die passiven Strukturen der unteren Extremitäten wirken. Eine Sprungschule (Aufsprünge beidbeinig/einbeinig, dann Horizontalsprünge beidbeinig/einbeinig sollten in einer guten Qualität abrufbar sein) ist Voraussetzung für diese plyometrischen Sprünge.

Tipp für die Praxis

Plyometrische Sprünge dürfen nur im ausgeruhten Zustand absolviert werden.

Tipp für die Praxis

Seilspringen 100 Double Unders sind Voraussetzung für eine optimale Belastungsverträglichkeit im Vorfeld der Box Jumps.

4.12.3 Methodische Hinführung zur Übung und weitere Reizentwicklungen

Auf- und Absteigen von der Box

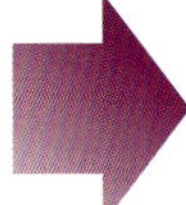

Aufspringen und Absteigen von der Box

Auf- und Abspringen von der Box

Auf- und Absteigen von der Box

Aufspringen und Absteigen

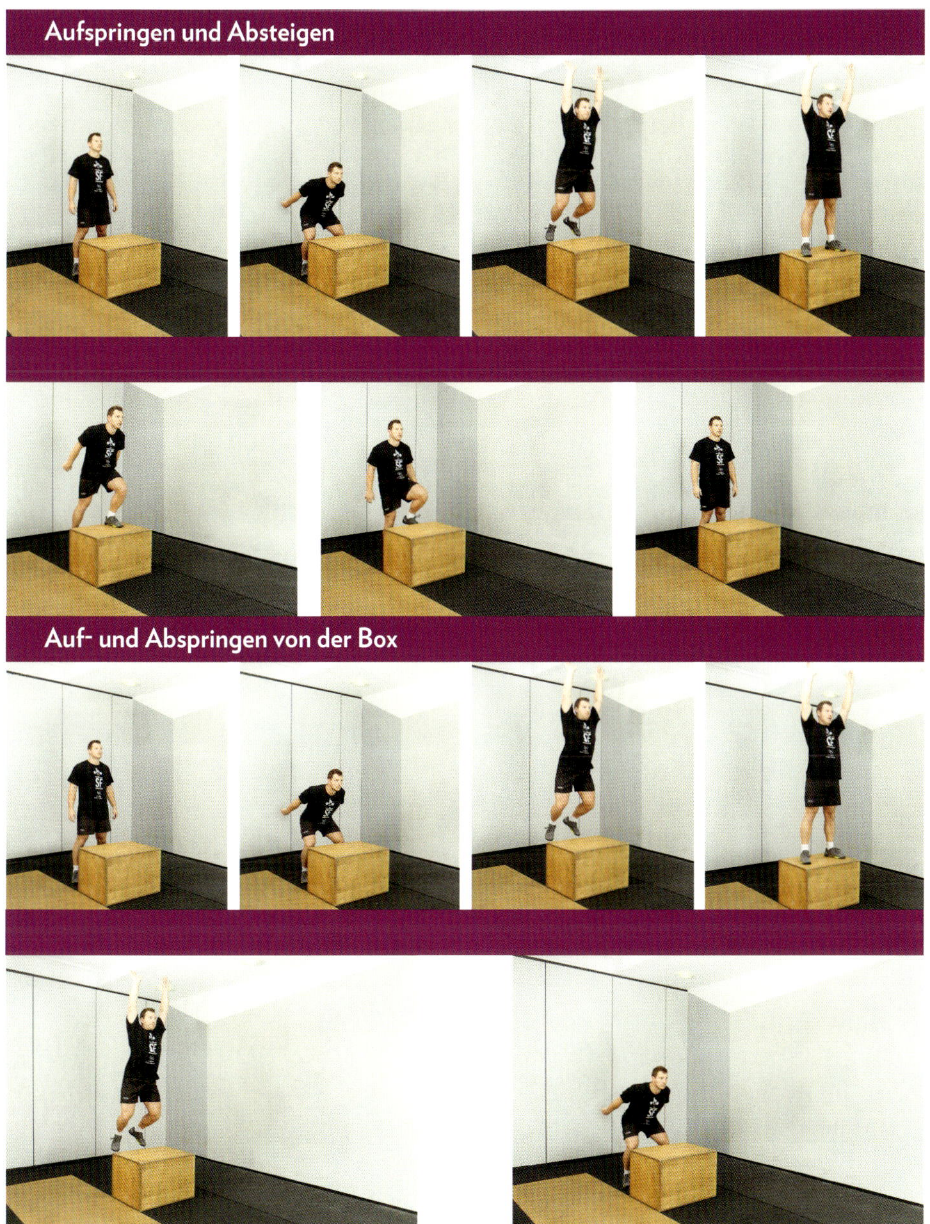

Auf- und Abspringen von der Box

4.12.4 Übungsentwicklung von leichter zu anspruchsvoller Ausführung

- Auf- und Absteiger bei niedriger Boxhöhe
- Auf- und Absteiger bei mittlerer Boxhöhe
- Auf- und Absteiger bei hoher Boxhöhe
- → Falls die Beinachsenstabilität nicht gewährleistet ist → leichte Kniebeuge
- Jump und Absteigen bei niedriger Boxhöhe
- Jump und Absteigen bei mittlerer Boxhöhe
- Jump und Absteigen bei hoher Boxhöhe
- → Falls die Beinachsenstabilität nicht gewährleistet ist → mittelschwere und schwere Kniebeuge
- Jump mit Reaktivsprung (langer DVZ) bei niedriger Boxhöhe
- Jump mit Reaktivsprung (langer DVZ) bei mittlerer Boxhöhe
- Jump mit Reaktivsprung (langer DVZ) bei hoher Boxhöhe
- → Falls die Beinachsenstabilität nicht gewährleistet ist → mittelschwere und schwere Kniebeuge
- Jump mit Reaktivsprung (kurzer DVZ) bei niedriger Boxhöhe
- Jump mit Reaktivsprung (kurzer DVZ) bei mittlerer Boxhöhe
- Jump mit Reaktivsprung (kurzer DVZ) bei hoher Boxhöhe

Kurzer DVZ bedeutet, Bodenkontaktzeit unter 150-200ms, langer DVZ alles darüber. Für die Praxis... kurzer DVZ bei der Landung darf die Ferse nicht aufsetzen und wir haben das Gefühl wir springen barfuß auf einer heißen Herdplatte. Langer DVZ, der Absprung und Bodenkontakt wird über den ganzen Fuß ausgeführt.

→ **Siehe Bilder bei der Methodischen Reihe!**

4.12.5 Hauptfehler und Korrektur

Hauptfehler	Korrektur	Hilfestellung
Keine stabile Beinachse bei der Landung 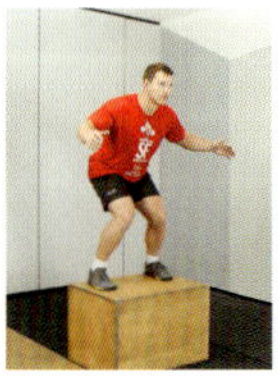	Knie im Verlauf der Füße	Kniebeuge, Absprung mit Seil um die Beine 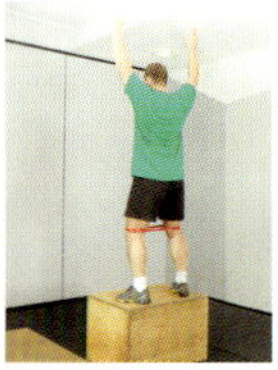

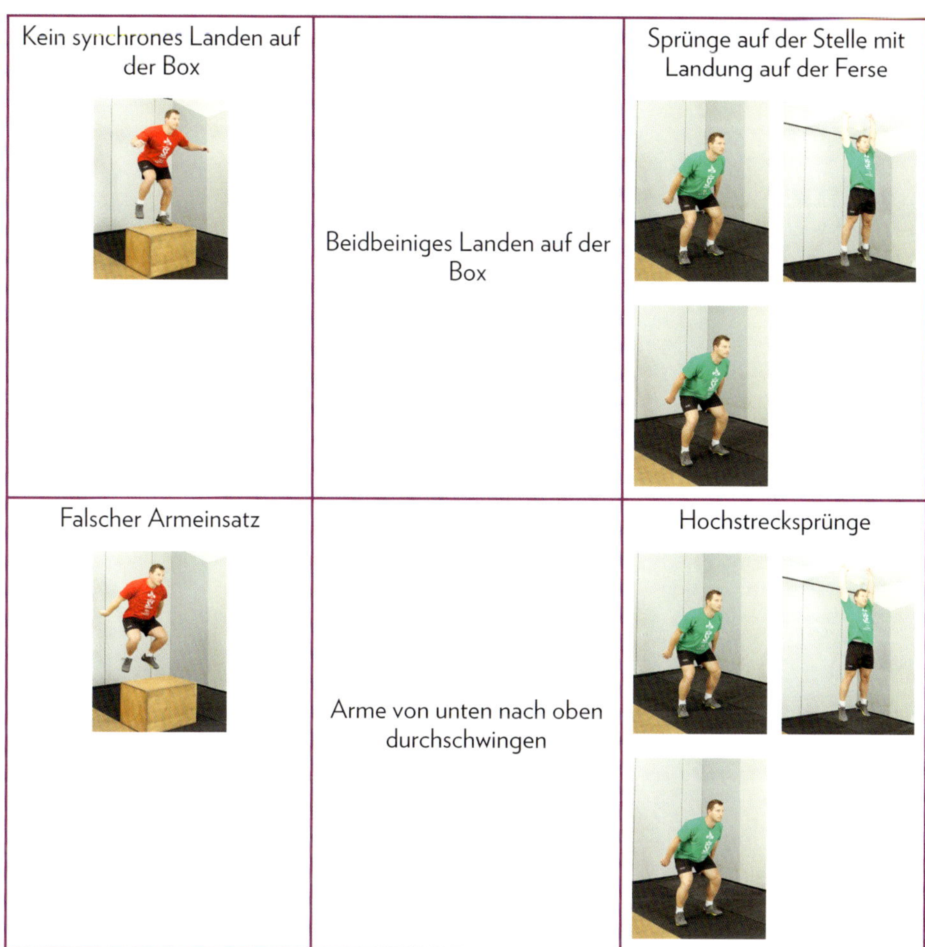

Kein synchrones Landen auf der Box	Beidbeiniges Landen auf der Box	Sprünge auf der Stelle mit Landung auf der Ferse
Falscher Armeinsatz	Arme von unten nach oben durchschwingen	Hochstrecksprünge

4.13 EINBEINKNIEBEUGE (PISTOLS)

4.13.1 Stellenwert und Einordnung

Die Einbeinkniebeuge stellt neben einer intensiven Beinachsenstabilität einen hohen Anspruch an Gleichgewicht bzw. Sensomotorik. Gerade der Sensomotorik fällt in den letzten Jahren eine besondere Bedeutung zu, da sie in vielen Sportarten und im Alltagsleben eine Art Prävention darstellt. Gerade das Umknicken im Fußgelenk im vorermüdeten Zustand scheint problematisch zu sein und benötigt ein gezieltes

Training. Die Pistols sind eine spezielle Form der Einbeinkniebeuge, die unbedingt Entwicklungszeiträume und einen methodischen Aufbau beinhalten sollten.

4.13.2 Übungsbeschreibung

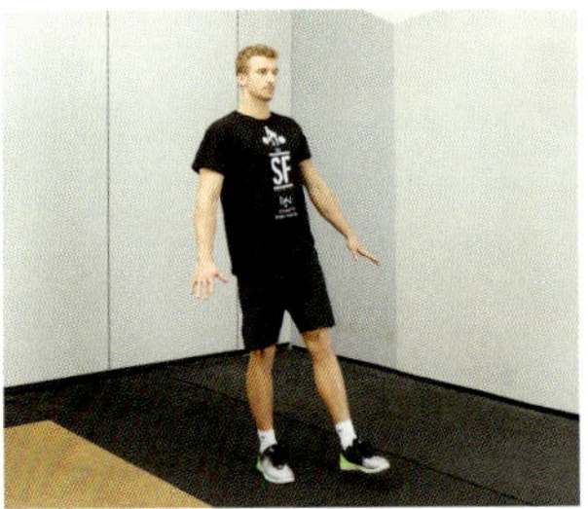
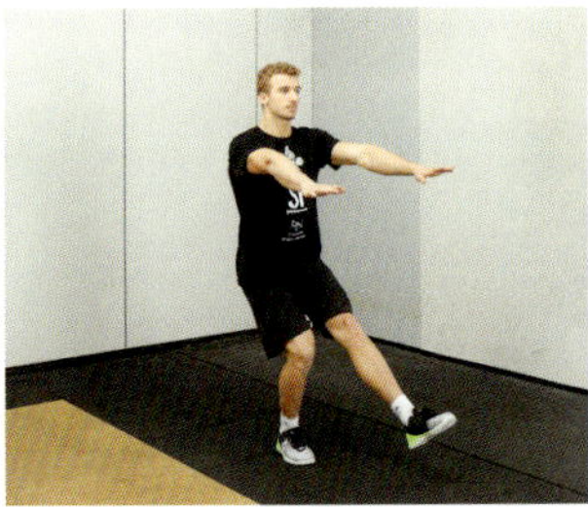
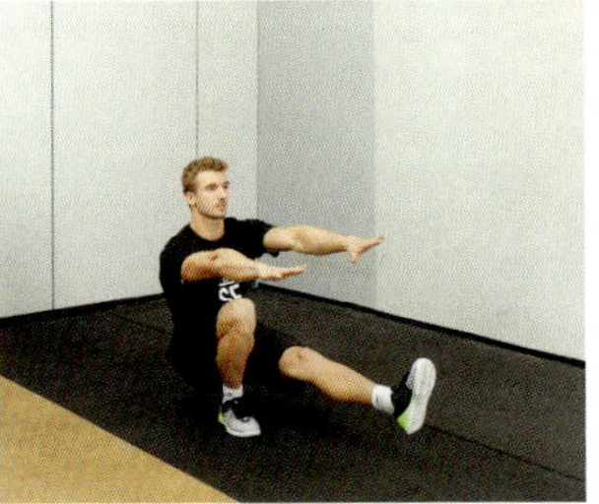

Der Sportler steht auf einem Bein, das andere Bein befindet sich leicht vor dem Körper. Es folgt eine Kniebeuge auf einem Bein. Der Rücken bleibt in der Beugung gerade, das Knie wird in Richtung der Zehenspitzen bewegt. Die Arme können als Gewichtsausgleich vor dem Körper gehalten werden. Während der gesamten Bewegung bleibt das andere Bein in der Luft und berührt den Boden nicht.

Tipp für die Praxis

Die Übungen können dadurch erleichtert werden, dass ein schweres Gewicht in der Vorhalte als Gegengewicht genutzt wird.

4.13.3 Methodische Hinführung zur Übung und weitere Reizentwicklungen

Beidbeinige Kniebeuge

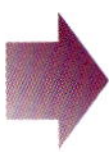

Ausfallschritt Kniebeuge

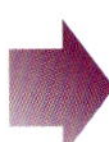

Einbeinige Kniebeuge am Kasten

Pistols auf dem Kasten

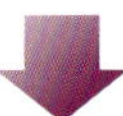

Pistols am Boden

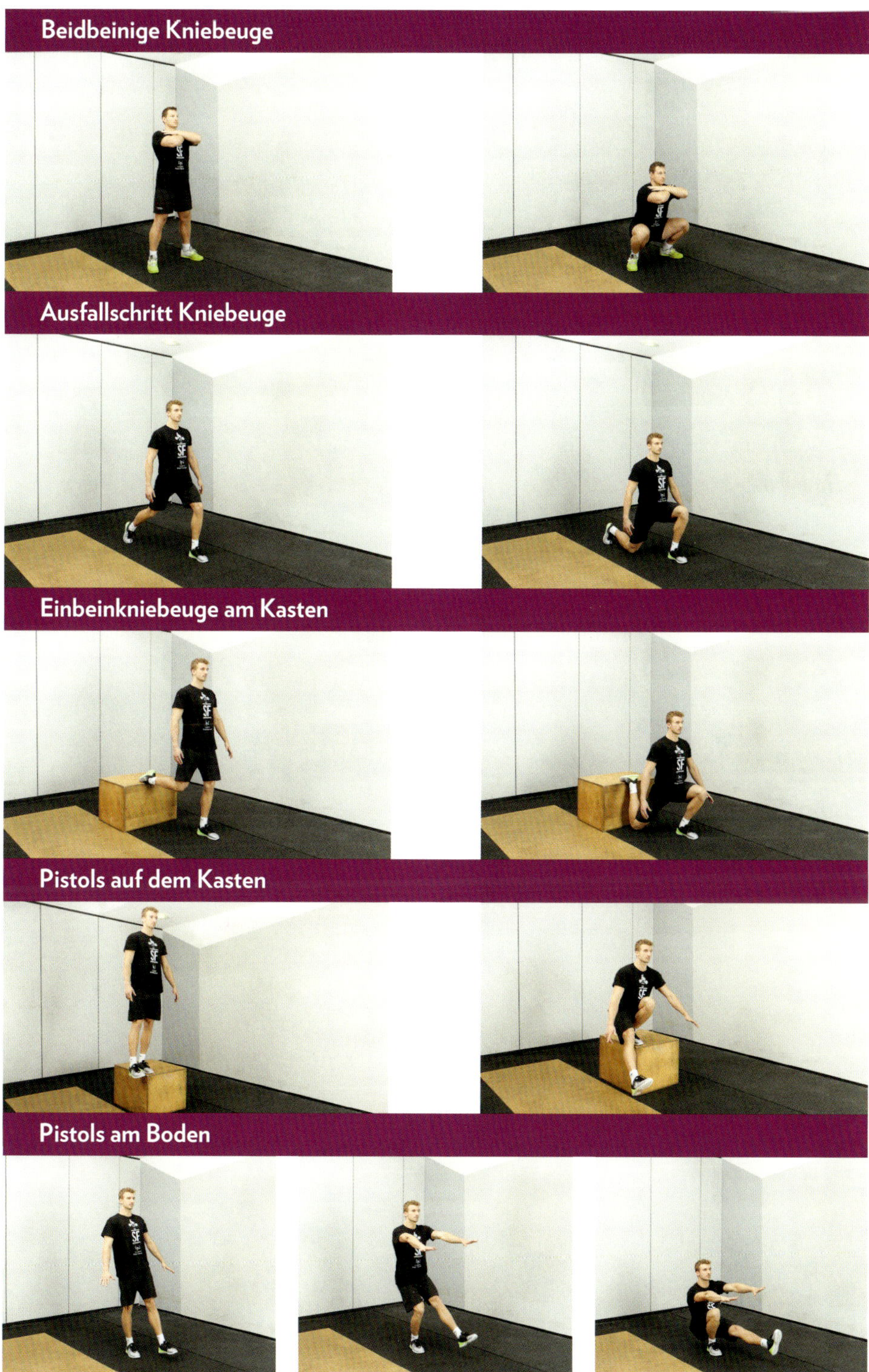
Beidbeinige Kniebeuge
Ausfallschritt Kniebeuge
Einbeinkniebeuge am Kasten
Pistols auf dem Kasten
Pistols am Boden

4.13.4 Entwicklung der Übung von leichter zu anspruchsvoller Ausführung

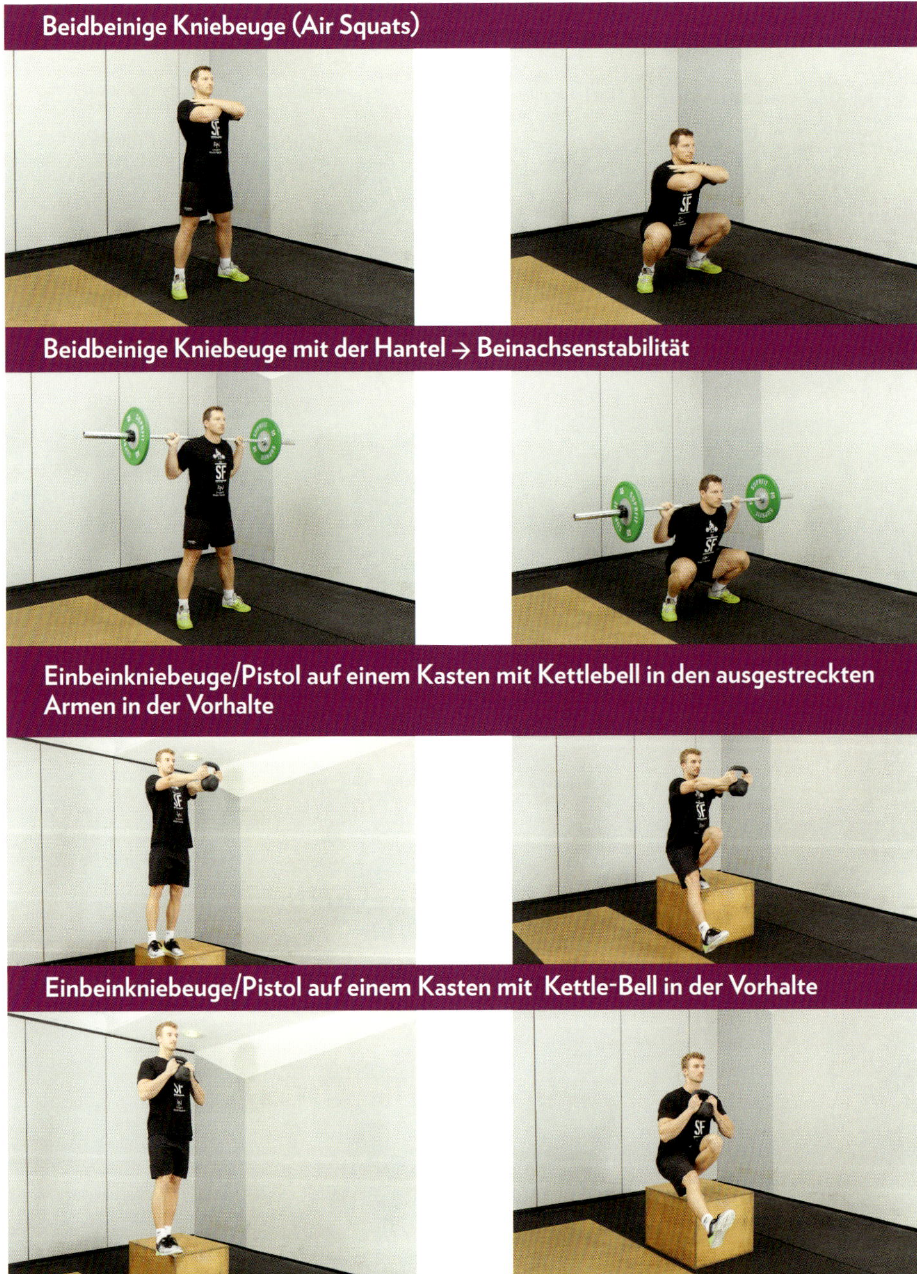

Beidbeinige Kniebeuge (Air Squats)

Beidbeinige Kniebeuge mit der Hantel → Beinachsenstabilität

Einbeinkniebeuge/Pistol auf einem Kasten mit Kettlebell in den ausgestreckten Armen in der Vorhalte

Einbeinkniebeuge/Pistol auf einem Kasten mit Kettle-Bell in der Vorhalte

Einbeinkniebeuge/Pistol am Boden mit Kettlebell in den gestreckten Armen in der Vorhalte

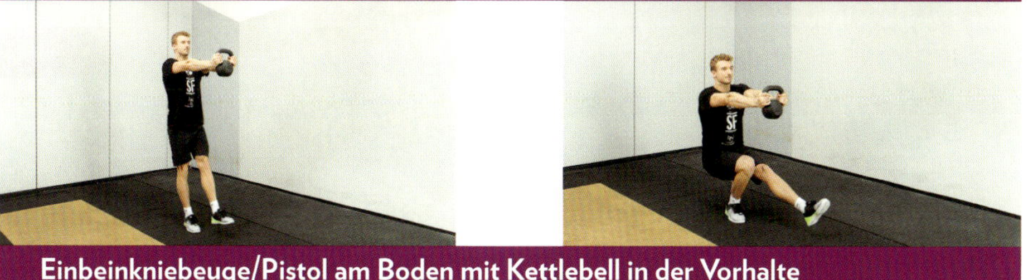

Einbeinkniebeuge/Pistol am Boden mit Kettlebell in der Vorhalte

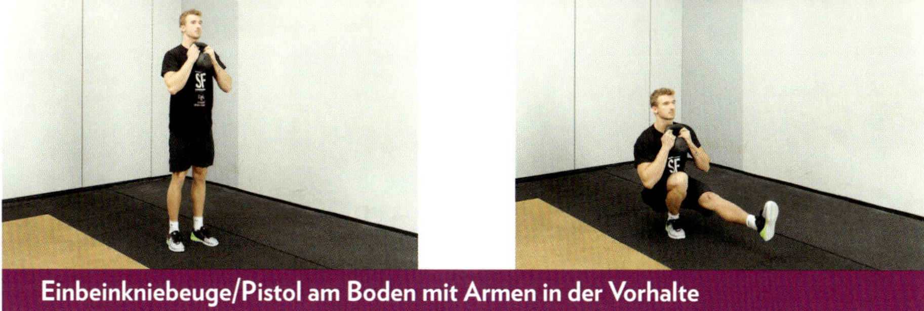

Einbeinkniebeuge/Pistol am Boden mit Armen in der Vorhalte

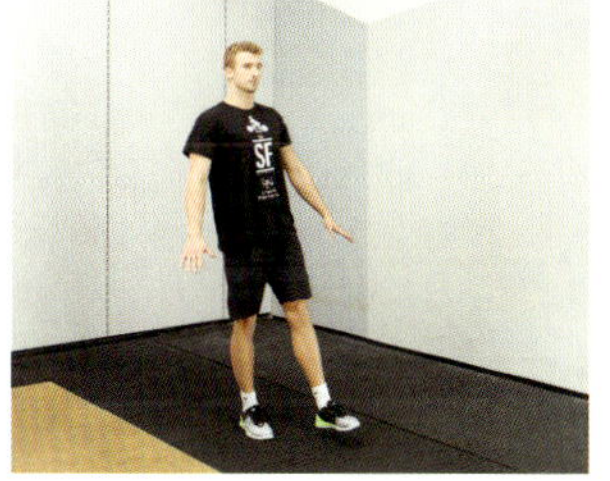

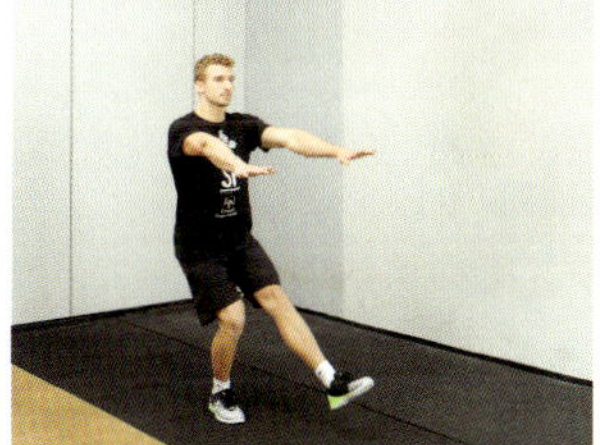

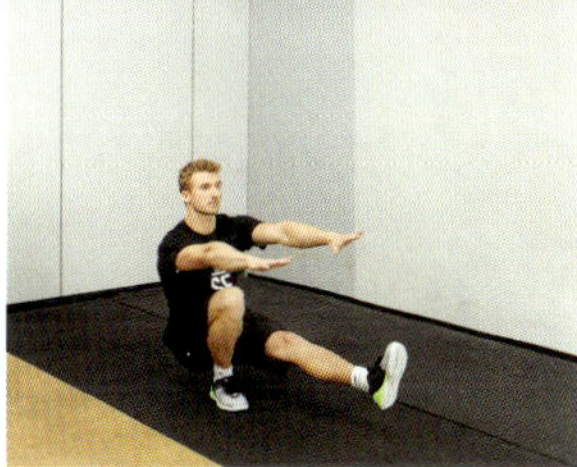

4.13.5 Hauptfehler und Korrektur

Hauptfehler	Korrektur	Hilfestellung
Keine stabile Beinachse (Knie fallen nach innen) 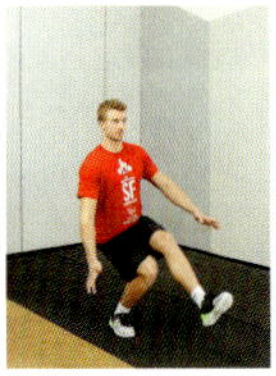	Knie im Verlauf der Füße	Einbeinkniebeuge mit aufgesetztem Fuß auf dem Boden 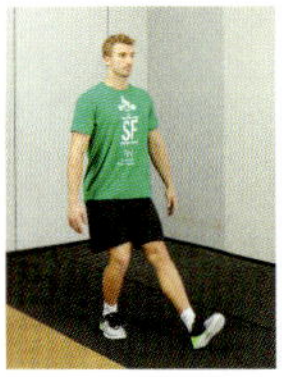 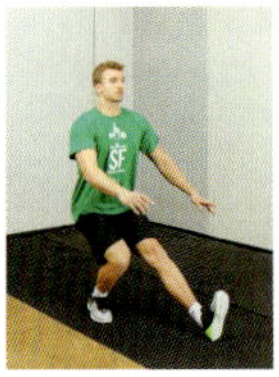 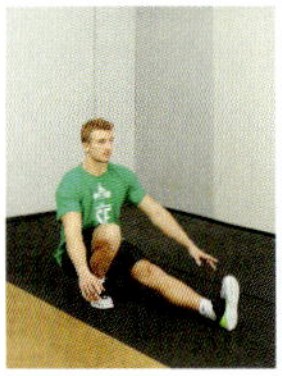
Stand auf einem Bein bereitet Probleme 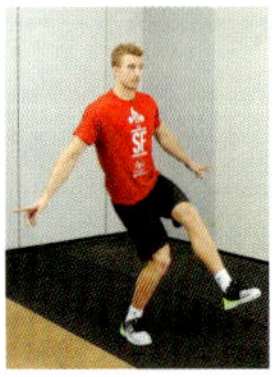	Einbeinstand ohne Bewegung muss mindestens 15 Sek. möglich sein	Einbeinstand mit offenen und geschlossenen Augen üben. 15-30 Sek. in unterschiedlichen Winkelpositionen 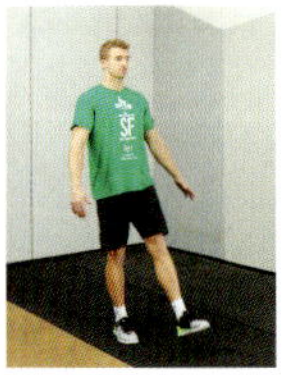 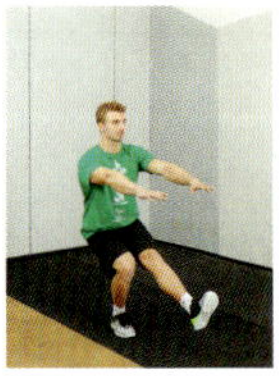 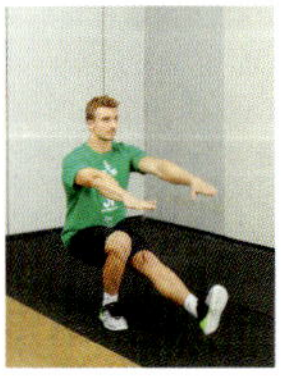

Rundrücken beim Absenken 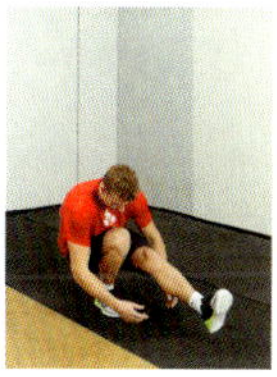	Rücken gerade in der Abwärtsbewegung	Markierung an der Wand. Blickrichtung 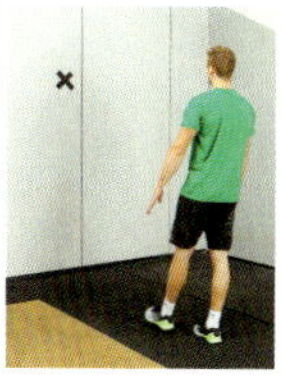 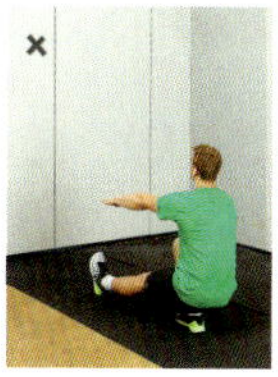

4.14 EINSTUFUNG DES SPORTLERS/ATHLETEN VON AKTUELLEN BESTWERTEN IN DEN ATHLETISCHEN ÜBUNGEN

	Einsteiger		Fortgeschritten		Professionell	
Übung	M	W	M	W	M	W
Liegestütze	5	1	10	5	25	15
Klimmzüge	2	1	8	5	15	10
Sit-ups	10	10	30	30	50	50
500 m Rudern	2:00	2:18	1:40	1:55	1:30	1:50
1000 m Rudern	4:20	4:55	3:32	4:15	3:20	4:00
Beugestütze	1	1	5	2	15	10
Kettlebell	8	6	16	12	32	24
Anristen	-	-	5	1	15	5
Wall-Balls mit 9/6 kg	5	5	15	15	50	50
Seilspringen in 2 Min. DU*	20	20	40	40	150	150
Handstandhalten	10s	10s	30s	30s	2 Min.	2 Min.
Burpees in 1 Min.	10	10	15	15	25	25
Box Jumps in 1 Min.	8	8	15	15	25	25
Pistols	-	-	5	1	15	5

*DU – Double Unders – Doppelte Durchschläge

4

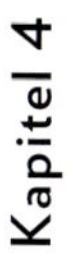

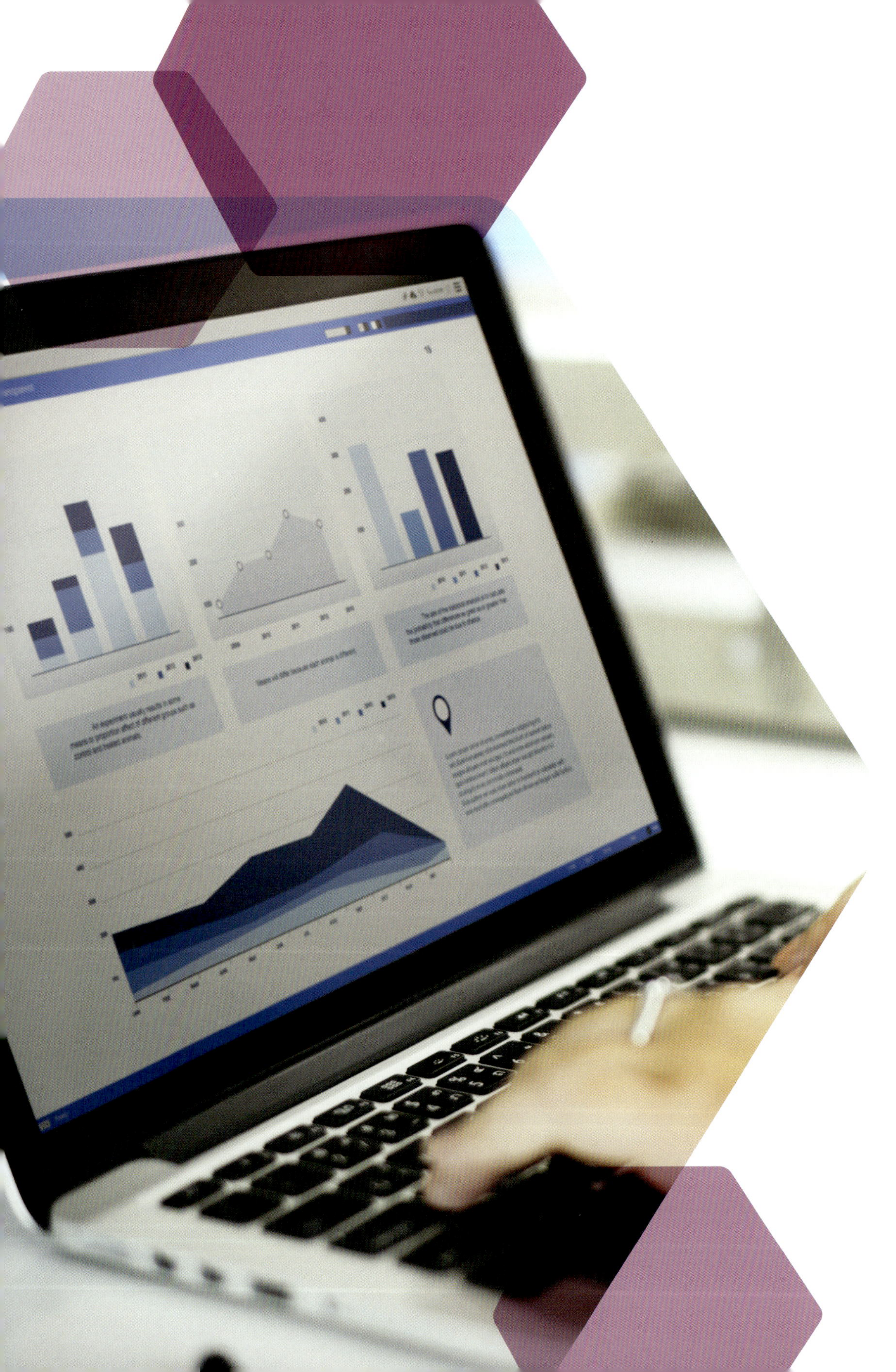

5 Trainings-empfehlungen – gesamte Planung

5.1 WENN-DANN-PRINZIP → IN DER TRAININGSPLANUNG

Einige Athletiktrainer neigen dazu, Trainingspläne pauschal ausgeben zu wollen. Die Autoren sind nicht der Auffassung, dass dieser Weg zielführend ist. Warum? Ein erfolgreicher Trainer im Leistungssport hat einmal gesagt, „Wer Trainingspläne kopiert, wird immer 2. Sieger sein". Leider ist gerade hier das Internet Fluch und Segen zugleich. Die Vielfalt der Informationen und Angebote stellt sicher eine große Bandbreite dar, ist aber leider häufig von mangelhafter Qualität im Trainingsbereich geprägt. Häufig sind Sichtweise und Betrachtung des Trainings sehr einseitig. Die Autoren verfolgen das Prinzip von:

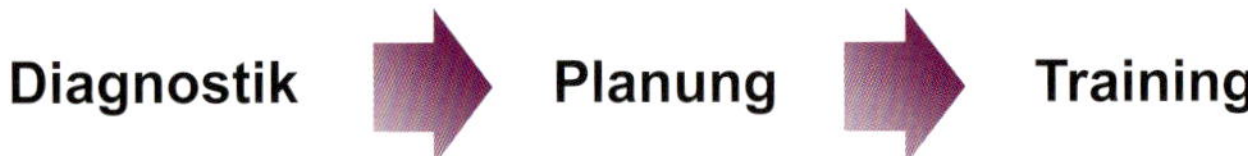

Dieses Prinzip hilft uns, am Anfang der Zusammenarbeit mit den Sportlern einen roten Faden zu finden. Die ausgegebenen Trainingsempfehlungen basieren immer auf einer einfachen Diagnostik:

- Trainingsziele
- Einteilung in Trainingsübung vs. Lernübung
- Körperliche Einschränkungen

Auf Grundlage einer individuellen Übungsauswahl bekommen die Kraftübungen Referenzwerte. Diese Referenzwerte haben die Autoren in Zusammenarbeit mit den Sportlern in einem Zeitraum von 20 Jahren zusammengetragen. Sie sollen das gesamte Spektrum der Sportarten und den ambitionierten Breitensport abdecken. Nachfolgend eine Auswahl der wichtigsten Trainingsübungen mit den entsprechenden Mindestanforderungen für die Bereiche Kraft und Ausdauer als Orientierung für eine Trainingsplanung:

Trainingsübung Kraft	Zielwert weiblich in % zum Körpergewicht/ Wiederholungen	Zielwert männlich in % zum Körpergewicht/Wiederholungen
Kniebeuge hinten	120 % KG	150 % KG
Kniebeuge vorne	75 % KG	100 % KG
Kreuzheben	150 % KG	175 % KG
Kraftdrücken	50 % KG	75 % KG

Schwungdrücken		75 % KG	100 % KG
Bankdrücken		75 % KG	100 % KG
Reißkniebeuge*		75 % KG	100 % KG
Liegestütze		15 Wdh.	25 Wdh.
Klimmzüge		10 Wdh.	15 Wdh.
Beugestütze		10 Wdh.	15 Wdh.
Handstandhalten		1:30 Min.	1:30 Min.
Einbeinkniebeuge/Pistol		15 Wdh.	20 Wdh.
Rudern	500 m	1:55 Min.	1:35 Min.
	1000 m	4:10 Min.	3:30 Min.

*Die Reißkniebeuge stellt eine Stabilisationsübung dar und muss nicht zwingend progressiv entwickelt werden.

Trainingsübung Ausdauer	Zielwerte weiblich in maximalen Wiederholungen	Zielwerte männlich in maximalen Wiederholungen
Wall-Balls	150	150
Seilspringen	150 in 2 Min.	150 in 2 Min.
Burpees	10-15 pro Min.	10-15 pro Min.
Box Jumps	12-17 pro Min.	12-17 pro Min.

Alle Übungen stellen multiple Anforderungen an die konditionellen und koordinativen Fähigkeiten und Fertigkeiten. Die Entscheidung, welche Übungen in welchen Fähigkeitskomplex (Kraft oder Ausdauer) eingeordnet werden, entscheidet sich über den limitierenden Faktor. Konkret bedeutet dies: Natürlich benötigt man für die Box Jumps Kraftfähigkeiten, allerdings wird das Abbruchkriterium nicht die Kraft, sondern die Ausdauer sein.

5.2 DIE GROSSEN DREI

Für ein funktionierendes Trainingssystem müssen die wichtigsten Inhalte und Ziele methodisch und didaktisch sinnvoll verfügbar sein. Die Autoren nennen diesen Bereich die großen Drei:

- Kraft
- Ausdauer
- Hybrid

Kraft und Ausdauer sind in der einschlägigen Literatur bereits eingehend beschrieben. Neu und Alleinstellungsmerkmal von *Athletik Basic Erlernen und Trainieren* ist die Verbindung der konkurrierenden Trainingssysteme Kraft und Ausdauer zu einer funktionierenden und effizienten Trainingsplanung. Hierfür ist eine klare Definition von Kraft und Ausdauer erforderlich: Welche Trainingsübungen müssen auf Basis der Kraft entwickelt werden und welche Übungen haben einen primären Ausdaueranteil. Sind beide Bereiche optimal für das Crosstraining entwickelt, lässt sich die letzte Stufe zünden, nämlich die hybride Zuordnung der bereits beschriebenen Trainingsübungen. Dabei wird festgelegt, wie die geforderten Trainingsübungen optimal in das Trainingssystem eingesetzt werden können. Können Körperübungen mit Langhantelübungen kombiniert werden? Welche Übungsformen eignen sich in der Kombination besser oder weniger gut, gemessen an der Zielstellung des Trainings (s. Kapitel 8).

5.3 KRAFT (KOMPLEX)

Bevor die Kraft und die dazugehörigen Kraftübungen optimal eingesetzt werden können, müssen Kraftvoraussetzungen geschaffen werden. Diese Kraftvoraussetzungen unterliegen einer klaren Struktur und sollten folgende Konfigurationen beinhalten:

Belastungsvariable	Definition	Praxisbeispiel
Ermittlung RPM / Bestwert	Ermittlung des 1RM (Repitition maximum, Bestwert in der 1er Wiederholung)	Erfahrene Kraftsportler kennen Ihr 1RM. Weniger erfahrende Sportler absolvieren einen 3RM (weniger Verletzungsgefahr). Sportler ohne Erfahrung nehmen ein mittleres Gewicht nach Gefühl und absolvieren so viele Wiederholungen wie möglich.
Belastungsintensität in %, kg, t	Trainingspläne für Einzelpersonen werden in kg konfiguriert. Gruppen werden mit % Plänen zum erreichenden Maximum geschrieben (Soll-Wert).	Trainingspläne für Einzelpersonen werden in kg konfiguriert. Gruppen werden mit % Plänen zum erreichenden Maximum geschrieben (Soll-Wert).
Wiederholungen pro Serie	Beschreibt die Anzahl der ausgeführten Bewegungen gemäß der Bewegungsbeschreibung	Die Wiederholungen müssen als korrekte Übungsausführung erkennbar sein. Dabei muss die exzentrische und konzentrische Phase vollständig durchgeführt werden.

Serienzahl	Beschreibt die Anzahl der Durchgänge. Die Serie muss deutlich als solche erkennbar sein.	Wie häufig muss ein Sportler an diesem Gerät trainieren oder wie viele Durchgänge müssen absolviert werden? Ausgangssituation: Bei einer hohen Last ist eine 2er Wiederholung in einer Serie gefordert. Die Pause zwischen dem 1. und 2. Versuch ist so lange (über 10 Sek.), dass daraus zwei Serien mit einer Wiederholung geworden sind.
Serienpause Wiederholungspause	Die Serienpausen variieren zwischen keiner und 5 Min. Eine Wiederholungspause sollte nicht länger als maximal 10 Sek. dauern, ansonsten ist es als neue Serie zu werten.	Je höher der Anspruch an Koordination, Schnell- und Maximalkraft, desto länger die Serienpause. Physiologisch sind lange Pausen in der Schnell- und Maximalkraft gewünscht.
Einheiten pro Woche	Alle trainierten Trainingseinheiten pro Woche im Krafttraining, unabhängig vom Zeitvolumen	In der Regel werden ca. 2-3 Trainingseinheiten Kraft vor der Saison und 1-2 Einheiten während der Saison trainiert. Im Fitness-, Gewichtheber- oder Bodybuilding-Training sind auch tägliche Trainingseinheiten mit einem Splitting der Muskelgruppen bekannt.
Wochen	Die Anzahl der trainierten Trainingswochen bezogen auf die Belastungskonfiguration im Verlauf und Einordnung der gesamten Trainingsplanung. Unter vier trainierten Trainingswochen in einer Belastungskonfiguration kann noch keine gewünschten Anpassungen nach sich ziehen.	Je höher das Krafttrainingsniveau, desto größer das Wochenvolumen (4-20) pro Trainingsziel. Des Weiteren brauchen Trainingsreize, wie Muskelhypertrophie, Mindestadaptationszeiten. Achtung! Man kann diese Schraube auch überdrehen, indem man zu lange in einem System trainiert. Somit werden entweder ein Übertraining oder mangelnde Reizsetzung (bereits angepasster Organismus) produziert.
Pausenzeiten zwischen TEs	Beschreiben krafttrainingsfreie Zeiten	Große Muskelgruppen brauchen mindestens zwei Pausentage, kleine Muskel-gruppen nur einen Tag. Die Bereiche Konzentrik und Exzentrik sind differenziert zu betrachten. Exzentrische Belastungsanforderungen brauchen längere Pausenzeiten.

5.4 AUSDAUER (SPEZIFISCH)

Die Ausdauer hat in diesem Buch eine spezielle Bedeutung. Da es sich um einen Teil der hybriden Zielstellungen handelt, wird die Ausdauer sehr spezifisch betrachtet. Das bedeutet, in diesem Buch werden keine Trainingsempfehlungen für ein Grundlagenausdauertraining oder Intervalltraining gegeben. Die Autoren sprechen in diesem Zusammenhang nicht von der Ausdauerleistung, sondern von der Bereitstellung der Energiesysteme. In der Praxis wird die Energiebereitstellungsfähigkeit auch als Ermüdungswiderstandsfähigkeit oder Ausdauerfähigkeit beschrieben. Eine Verbesserung in diesem Bereich zieht in der Regel auch eine bessere Erholungsfähigkeit nach sich. Nicht nur zwischen den Wettkämpfen oder Trainingseinheiten, auch im Wettkampf oder Spiel kann der Spieler seine Leistung länger aufrechterhalten [14]. Die Einflüsse auf die Energiebereitstellungsfähigkeit sind vielfältig: Eine verbesserte Koordination oder Beweglichkeit sowie ein geringeres Gewicht ziehen eine Reduzierung der benötigten Energie für eine Bewegung nach sich. Diese Punkte sollten in Bezug zur klassischen Ermüdungswiderstands- oder Ausdauerfähigkeit beachtet werden. Um die Ausdauerleistungsfähigkeit langfristig und auf hohem Niveau zu gewährleisten, ist ein spezifisches Ausdauertraining in der jeweiligen Sportart notwendig.

Am Ende ist entscheidend, wieviel Adenosintriphosphat (ATP Der aus Stoffwechselvorgängen freigesetzter Energieträger in der Muskelzelle)) (chemische Energie) pro Zeiteinheit verbraucht wird. Das bedeutet, je ökonomischer die Bewegung, desto mehr Wiederholungen pro Zeiteinheit kann der Sportler absolvieren.

Energieliefersysteme:

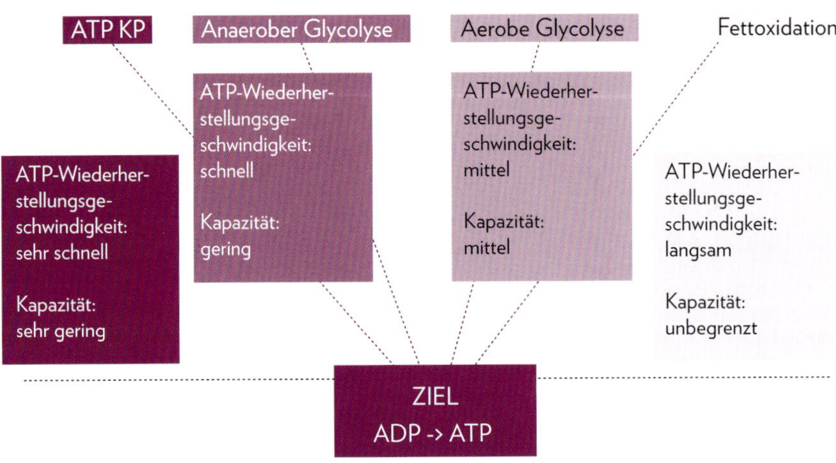

Abb. 8: Energieliefersysteme

5.5 HYBRID (EFFIZIENZ)

Die Effizienz der Trainingsmittel und der damit verbundene optimierte Einsatz stellt nochmal eine besondere Herausforderung an die Trainingsplanung. Erst wenn alle Voraussetzungen, wie Qualität der Übung, Umfang und Intensitätsgestaltung passen, können die beschriebenen Trainingsübungen hybrid eingesetzt werden. Ein erfolgreicher Crosstraining-Sportler hat diesen Bereich als Hydra bezeichnet. Hydra heißt in diesem Zusammenhang, es schlagen zwei Herzen in seiner Brust. Wie schaffe ich es, die entwickelte Kraft optimal in eine metabolische Stresssituation einzubinden? Wie kann ich hochkomplexe Kraftübungen auf hohem Wiederholungsniveau mit einer guten Bewegungsqualität abrufen? Die Autoren versuchen ein Mittel der Wahl zu finden. Zwei Methoden zur Verbesserung des hybriden Trainings haben sich bereits im Praxistest als tauglich erwiesen. Das Minutentraining, das im Leistungssport bereits erfolgreich angewendet wird und das relative Kraftausdauertraining. Beide Methoden werden anhand von Trainingsbeispielen beschrieben.

Das hybride Training von Kraft und Ausdauer

Das letzte und anspruchsvollste Ziel im Crosstraining ist der Einsatz der konkurrierenden Systeme Kraft und Ausdauer. Diese neue Anforderung ist keine Kraftausdauer im klassischen Sinne. Kraftausdauer möchte unter metabolisch ansteigender Belastung einen gleichen Widerstand überwinden, das hybride System soll eine andere Zielsetzung verbessern. Dazu ein Beispiel aus der Praxis: Im Crosstraining werden anspruchsvolle Kraftübungen, wie Kniebeuge oder Kreuzheben, mit einfachen Übungen, wie Burpees, verknüpft. Kniebeuge und Kreuzheben sind eindeutig Kraftübungen, die auch isoliert trainiert und entwickelt werden. Die Burpees gehören zum Ausdauertraining. Es gibt genügend Sportler, die beide Übungen einzeln trainieren, dabei gute Ergebnisse erzielen, aber dennoch Probleme im Training haben. Genau hier setzt das hybride Training an. Die entscheidende Neuerung in diesem Buch im Bereich der Trainingsempfehlungen ist, nicht das klassische Kraftausdauertraining im Crosstraining anzubieten, sondern das Hybridtraining. Die Erfahrungen der Autoren zeigen, dass häufig die Wiederholungszahlen viel zu hoch sind und somit die Belastung der Intensitäten viel zu niedrig gewählt wird. Dies stellt im Ergebnis keinen Übertrag auf die gewünschte Kraftausdauerfähigkeit dar. Andererseits sind die Intensitäten nicht ausreichend vorbereitet und können von einer schlechten Bewegungsausführung gekennzeichnet sein. Viele Systeme sind dann einfach Ausdauertraining mit Zusatzlast. Auf der anderen Seite eignen sich komplexe und anspruchsvolle Kraftübungen nicht für den Kraftausdauerbereich, weil der Qualitätsverlust viel zu groß ist.

5.6 STRUKTUR DER TRAININGSPLANUNG

Eine Trainingsplanung im Krafttraining erfordert klare Strukturen, die im Vorfeld festgelegt werden müssen, damit alle Beteiligten von der gleichen Sache sprechen.

Ziele	Inhalte	Mittel	Methoden
Entwicklung von Trainingsübungen	Muskelkraftübungen, Muskelleistungs-übungen	Langhantel	Lernphasen oder EMTL-Training
Maximalkraft	Muskelkraftübungen	Langhantel	Hypertrophie, IK
Kraftausdauer	Einfache Muskelkraftübungen, Bankziehen, Ausfallschritte	Langhantel, Maschine, Kurzhantel, TRX, Bänder, Körpergewicht	KA-Methode, hohe Umfänge, niedrige Intensitäten, kurze Pausen
Hybrid	Muskelkraftübungen, Kreuzheben in Verbindung mit Burpees	Langhantel, Körpergewicht	Minutentraining, Crosstraining, relative Kraftausdauer

5.7 PRAXISBEISPIELE AUS DEM CROSSTRAINING

Unter Berücksichtigung der großen Drei (Kraft, Ausdauer, Effizienz) sollte zu Beginn einer jeden Trainingsplanung die Frage gestellt werden, mit welcher Zielstellung die künftigen Wochen geplant werden. Dazu ein Beispiel aus der Praxis: Ein Sportler zeigt im Crosstraining sehr gute Kraftwerte und beherrscht alle Übungen. Er hat aber Reserven in der Ausdauer und in der Effizienz der Übungen. Einfach ausgedrückt, er ist in der Anforderung der Wiederholungen pro Zeiteinheit nicht gut genug. Die erste Zielstellung ist dann, die Verbesserung der Ausdauerfähigkeit oder wie die Autoren es gern beschreiben, die Verbesserung der Energiebereitstellungsprozesse. Hierfür ist es im ersten Schritt nicht notwendig, das hybride System anzuwenden – Kraftübungen unter metabolischem Druck zu trainieren -, sondern die Ausdauerleistungsfähigkeit zu verbessern. Der Sportler absolviert Ausdauertraining in Form von Laufen, Intervalltraining und Langstrecken-Rudern auf dem Ergometer und strebt damit eine

Verbesserung im Crosstraining an. Im Ergebnis kann er die kraftbetonten Übungen über einen längeren Zeitraum durchführen, weil sich die Energiebereitstellung verbessert hat. Wurden Kraft und Ausdauer getrennt trainiert und sind dabei gut ausgeprägt, würde im nächsten Block hybrid gearbeitet werden.

Ein zweites Beispiel: Der Sportler hat sehr gute Ausdauerwerte und eine gute Effizienz in all jenen Übungen, bei denen das eigene Körpergewicht mit einer hohen Wiederholungszahl trainiert werden muss. Werden Intensitäten in Form von gesteigerten Gewichten abgefordert, sind deutliche Defizite zu verzeichnen. Hier wäre die Zielstellung, die Kraftwerte des Sportlers zu entwickeln und seine Maximalkraft auf ein neues Niveau zu steigern. Es würde an dieser Stelle keinen Sinn machen, die Körpergewichtsübungen mit einem höheren Umfang zu planen, da sich lediglich die Ausdauerkomponente, jedoch nicht die Maximalkraftkomponente, verbessern würde. Durch eine gezielte Maximalkraftsteigerung wird es einen direkten Übertrag auf die Übungen mit Zusatzlast geben, die mit hoher Wiederholungszahl durchgeführt werden müssen. Dazu ein Beispiel aus der Trainingsplanung: Ein Sportler hat die Aufgabe, mit 100 kg Kreuzheben 50 Wiederholungen in kürzester Zeit durchzuführen. Durch eine Steigerung seiner Maximalkraft von 150 auf 170 kg hat sich die Zeit für die gestellte Aufgabe deutlich verkürzt.

> Zusammenfassend lassen diese Beispiele folgende Aussage zu:
> Die Systeme Kraft und Ausdauer müssen zwingend getrennt entwickelt werden, damit das hybride System verbessert werden kann. Zusammen trainiert sind die Leistungszuwächse nur auf geringem Niveau abrufbar.
> Das unterstreicht die Aussage des wohl bekanntesten Ruder-Trainers Deutschlands, „Meine Sportler sind im Boot immer dann erfolgreich, wenn die Systeme Kraft, Ausdauer und Kraftausdauer auf einem hohen Niveau zum richtigen Zeitpunkt abgerufen wurden“.

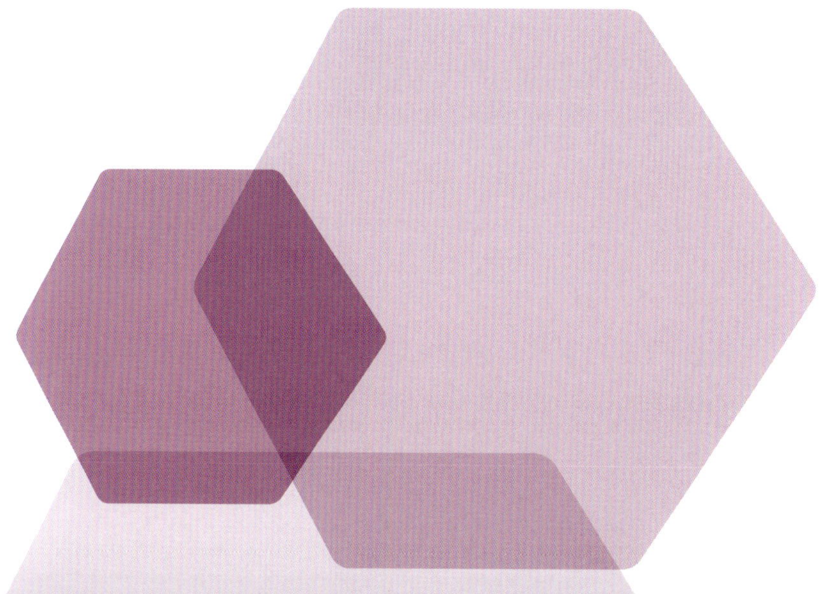

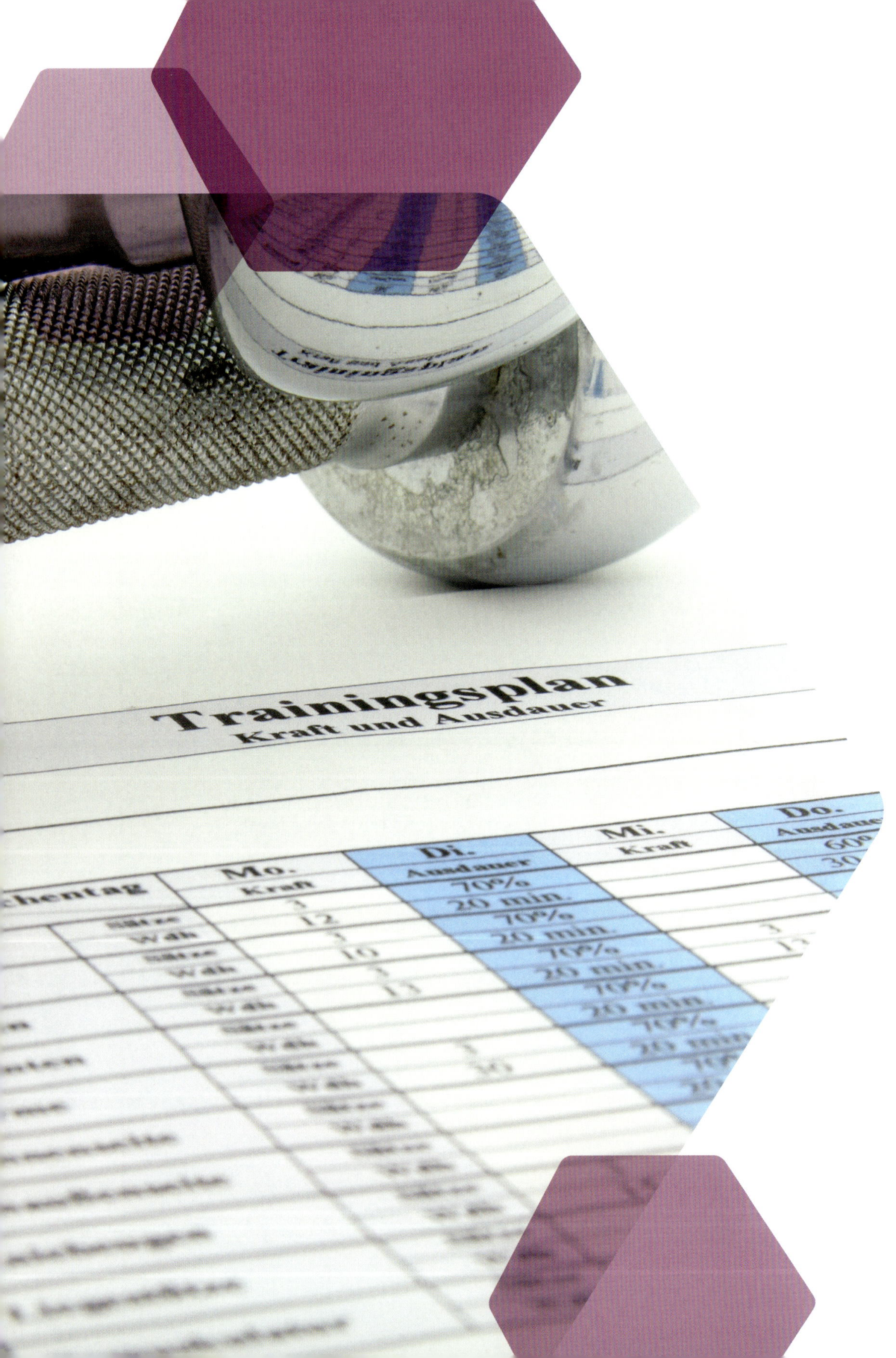
Trainingsplan
Kraft und Ausdauer
Mo.
Kraft
Di.
Ausdauer
Mi.
Kraft
Do.
70%
20 min.

Trainingspläne

Die Gestaltung der Trainingspläne ist eine Fortsetzung bzw. Umsetzung der Kapitel 4 bis 7. Es geht dabei nicht um eine individualisierte Trainingsplanung, sondern um einen Musterplan für einen Sportler, der mit diesem Übungskatalog beginnt (Beginner) und einen Musterplan für einen Sportler, der bereits über einen längeren Zeitraum von ca. sechs Monaten (Fortgeschritten) regelmäßig trainiert. Wie bereits mehrfach beschrieben, plädieren die Autoren grundsätzlich immer für eine individuelle Analyse des Sportlers. In diesem Kapitel möchten die Autoren einen Vorschlag für eine Mustertrainingsplanung auf den Weg bringen mit folgenden Anforderungen:

- Volumen pro Woche
- Übungsentwicklung (Intensität)
- Kraftentwicklung (Intensität)

Diese Parameter werden in der Planung Einsteiger und Fortgeschritten berücksichtigt. Für den Basisplan wurden als Grundlage pro Woche drei Trainingseinheiten angesetzt, für den Fortgeschrittenenplan vier Einheiten pro Woche.

Der methodische und didaktische Aufbau einer Trainingsplanung bedarf gewisser Grundüberlegungen (s. Kapitel 5), die am Ende in einem Wochentrainingsplan für den Athleten dargestellt werden. In den Sportarten werden in der Regel athletische Trainingseinheiten mit verschiedenen Trainingszielen und -mitteln kombiniert, so dass die Auswahl unseres Übungskataloges nur ein Teil der gesamten Trainingseinheit darstellt. Im Crosstraining dagegen werden komplette Einheiten aus dem beschriebenen Übungskatalog angewendet. Dabei hat sich folgende Struktur bewährt:

- Warmup
- Technik und Kraft
- Workout

Das Warmup dient der klassischen Erwärmung, das Technik- und Krafttraining ist dazu da, Übungen zu erlernen, entwickeln und zu festigen und das Workout soll dem Sportler die Möglichkeit geben, mit einfachen Übungsformen bis an die persönliche Belastungsgrenze zu gehen.

Nachfolgend noch drei wichtige Konfigurationen für eine optimale Erstellung der Trainingsplanung.

Für eine realistische Einordnung des Trainingsvolumens benötigen wir die Zuordnung der Wochenanforderungen:

Trainingsübung	Wochenanforderungen (Gesamtwiederholungen)
Kniebeuge hinten	60-18
Kniebeuge vorne	48-18
Kreuzheben	60-18
Kraftdrücken	60-18
Schwungdrücken	60-18
Bankdrücken	60-18
Liegestütze	200-100
Klimmzug	150-80
Sit-ups	150-100
Rudern	5000 m-2000 m
Beugestütze	150-100
Kettlebell-Swing	150-100
Anristen	150-80
Wall-Balls	300-150
Seilspringen	600-200
Handstandhalten	10-5 Min.
Burpees	200-100
Box Jumps	150-80
Einbeinkniebeuge	100-50 pro Bein

Für eine realistische Einordnung der Trainingsintensität benötigen wir die Zuordnung der Wochenanforderungen. Diese Anforderung differiert zwischen dem Niveau einer Übungsentwicklung (Koordination) oder Kraftentwicklung (Kraft).

Einsteiger	Montag	Dienstag	Donnerstag	Freitag
Warm-up	500 m Rudern 30 Burpees 100 DU (üben oder 200 SU)	3 Runden: 500 m Rudern 30 Wall-Balls (leichtes bis schweres Gewicht)	500 m Rudern 30 Burpees 100 DU (üben oder 200 SU)	3 Runden: 500 m Rudern 30 Wall-Balls (leichtes bis schweres Gewicht)
Technik/Kraft	Pistols T Nach dem individuellen Ausbildungsstand 5 x 10 pro Bein (Technik + Kraft) Kettlebell-Swing: T 6 x 10 mit unter-schiedlichen Gewichten (Technik + Kraft) Reißkniebeuge: 6 x 6 individuelles Gewicht (Technik + Kraft) Schwungdrücken: 6 x 6 individuelles Gewicht (Technik + Kraft)	Anristen T Nach individuellem Stand von Bauchtraining, Knieheben bis Knieheben an die Ellenbogen und Anristen 6 x 10 Kniebeuge hinten: 6 x 10 individuelles Gewicht (Technik + Kraft) Kraftdrücken: 6 x 10 individuelles Gewicht (Technik + Kraft)	Kniebeuge vorn: 6 x 8 individuelles Gewicht (Technik + Kraft) Klimmzüge mit individueller Unterstützung: 10 x 8	Kreuzheben 10 x 6 Individuelles Gewicht (Technik + Kraft) Bankdrücken: 6 x 10 Individuelles Gewicht (Technik + Kraft)
WOD	5 Runden 20 Einbein-kniebeugen (10 links und 10 rechts) 20 Kettlebell-Swings (individuelles Gewicht)	Auf Zeit: 100 Liegestützen kniend 100 Knieheben (Anristen)	Wiederholungen 20-18-...-4-2 Beugestütze mit Unterstützung + Box Jumps (oder auf- und absteigen)	5 Runden 20 Sit-ups nach individuellem Ausbildungsstand 30 Sek.-1 Min. Handstandhalten nach individueller Technik von Liegestütz, Kraftdrücken mit Kettlebell (15 Wdh.) bis Wand-hoch-Lau-fen (5 Wdh.)
Ausklang	**Mobilitäts-training**	**Mobilitäts-training**	**Mobilitäts-training**	**Mobilitäts-training**

Fortgeschritten*	Montag	Dienstag	Donnerstag	Freitag
Warm-up	500 m Rudern 30 Burpees 100 DU	3 Runden: 500 m Rudern 30 Wall-Balls	500 m Rudern 30 Burpees 100 DU	3 Runden: 500 m Rudern 30 Wall-Balls
Technik/ Kraft	Reißkniebeuge: 50/6/2 55/6/2 60/6/2** Schwungdrücken: 50/6/2 55/6/2 60/6/2	Kniebeuge hinten: 50/10/2 55/10/2 60/10/2 Kraftdrücken: 50/10/2 55/10/2 60/10/2	Kniebeuge vorne: 50/8/2 55/8/2 60/8/2 Klimmzüge: 10 x 8	Kreuzheben: 50/10/2 55/10/2 60/10/2 Bankdrücken: 50/10/2 55/10/2 60/10/2
WOD	5 Runden auf Zeit 20 Pistols 20 Kettlebell Swings (32/24)***	Auf Zeit: 100 Liegestützen 100 Anristen	Wiederholungen 20-18-...-4-2 Beugestütze + Box Jumps	5 Runden 20 Situps 2 Min. Handstandhalten
Ausklang	**Mobilitätstraining**	**Mobilitätstraining**	**Mobilitätstraining**	**Mobilitätstraining**

* alle Übungen werden bereits beherrscht

** 50 % vom Maximalkraftwert in der Übung / 6 Wiederholungen / 2 Serien

*** (32/24) sind die Gewichte für Männer/Frauen

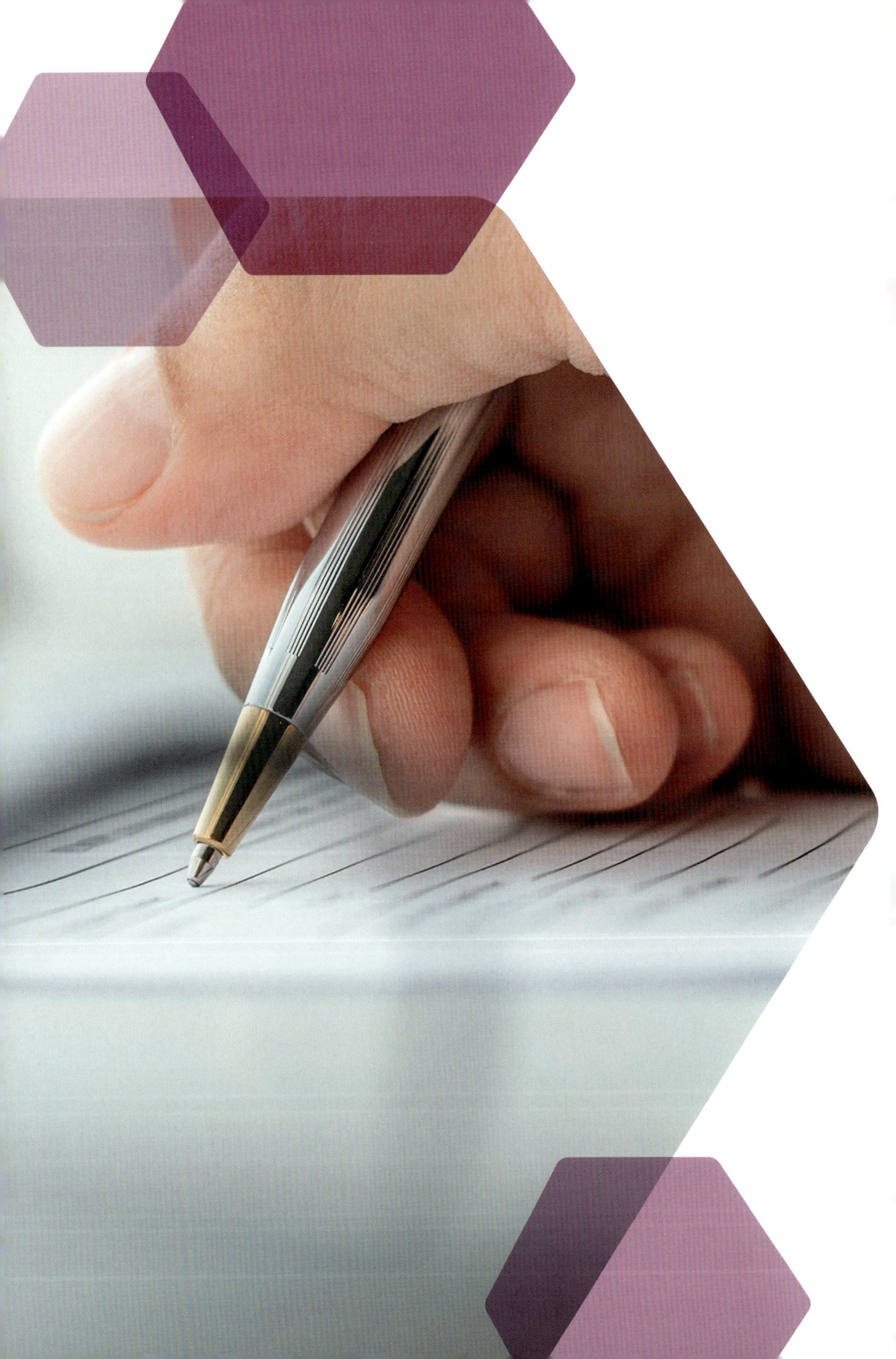

Anhang

7

LITERATURVERZEICHNIS

[1] Baechle, T.R., Earle, R.W., Wathen, D., 2000, Essentials of Strength Training and Conditioning, Edition 2, S. 395-425

[2] Bukac, D., Zawieja, M., 2014, „Langhanteltraining im Leistungssport ist kein Gewichtheben". Leistungssport 44(1), S. 14-19

[3] Ehlenz, H., Grosser, M., Zimmermann, E., 1998, Krafttraining, BLV Verlagsgesellschaft mbH

[4] Escamilla et al., 2001, Effects of technique variations on knee biomechanics during the squat and leg press, Medicine & Science in Sports & Exercise (04), S. 1552-1566

[5] Gottlob, Axel, 2001, Differenziertes Krafttraining, München: Urban & Fischer

[6] Gollhofer, A., Bubeck, D., Sialia, J., 2003, Belastungsbedingte Adaptabilität im Dehnungs-Verkürzungszyklus. Trainings-Wirkungsanalyse zur Determination der neuromuskulären Anpassungsprozesse auf Belastungsvariationen beim reaktiven Schnellkrafttraining, BISp-Jahrbuch: S. 231-236

[7] Haid, 2014, Vortrag in Rahmen des Kraftsymposiums in Frankfurt: Wissenschaft trifft Praxis

[8] Hartmann, H., Wirth, K., 2014, Literaturbasierte Belastungsanalyse unterschiedlicher Kniebeugevarianten unter Berücksichtigung möglicher Überlastungsschäden und Anpassungseffekte. Schweizer Zeitschrift für Sportmedizin und Sporttraumatologie 62(1), S. 6-23

[9] Hoffmann et al., 2004, Comparison of Olympic vs. Traditional Powerlifting Training Programs in Football Players, Journal of Strength and Conditioning Research: 18(1), S. 129–135

[10] Kang et al., 1996, The Influence of Repetitions Maximum on GH Release Following the Back Squat and Leg Press in Trained Men: Preliminary Results. Journal of Strength & Conditioning Research. 10(3), S. 148-152

[11] Martin, D., Carl, K. & Lehnertz, K., 1991, Handbuch Trainingslehre. Hofmann Verlag, Schorndorf

[12] Schmidbleicher et. al, 2008, Vergleich unterschiedlicher Kniebeugetechniken zur Entwicklung der Schnellkraft. BISp-Jahrbuch – Forschungsförderung, S. 97-102

[13] Thomas, C., Zawieja, M., 2012, Lernphasenmodell. Langhantelathletik: Ludwigshafen

[14] Tumilty, D., 1993, Physiological characteristics of elite soccer players. In Sports Medicine 16 (2), S. 80-96

[15] Zawieja, M., 2013, Leistungsreserve Hanteltraining. 2. Auflage. Philippka Verlag, Münster

[16] Zawieja, M., Ribbecke, T., Thomas, C., Bukac, D., 2016, Leistungsreserve Athletiktraining. Philippka Verlag, Münster

BILDNACHWEISE

Shutterstock

S. 86 Shutterstock/micha_h

S. 162 Shutterstock/ Rawpixel.com

S. 172 Shutterstock/ micha_h

S. 178 Shutterstock/ Chinnapong

Portraits

S. 13 (Portrait Thomas) Maik Kern

S. 13 (Portrait Zawieja) Martin Zawieja

S. 14 (Portrait Al-Sultan) Michael Rauschendorfer

S. 67 (Portrait Welte) Benjamin Hörle

S. 71 (Portrait Lange) Martin Zawieja

Alle weiteren Bilder vom Fotografen Maik Kern, www.maik-kern.de